全科医学
临床情境模拟案例

何明　吴诗瑜　**主编**

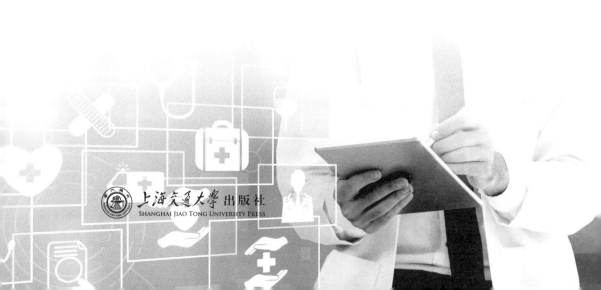

上海交通大学出版社
SHANGHAI JIAO TONG UNIVERSITY PRESS

内容提要

　　临床情境模拟课程是一门基于临床工作中常见的场景和医学状况,经过模拟教学专业团队会同各科教研室及相关专业教育人员精心设计不同教学目标,运用模拟教学相关方法论,借助模拟相关工具如标准化病人、模拟器、虚拟环境等综合呈现的课程。在学员亲身体验并综合处置和应对模拟临床情境后,由培训导师引导学员对于自身或团队表现以及整体过程进行反思并给予相应反馈和评价,即复盘,从而达到刻意练习、由实践指导实践的促进效果。本书精选了作者在临床全科教学中的 17 个具有系统性和可复制化的临床情境模拟教学案例,同时包括团队协作和人文沟通等。本书适合临床医学生学习,也可用于相关教师临床教学使用。

图书在版编目(CIP)数据

　　全科医学临床情境模拟案例/何明,吴诗瑜主编.

上海:上海交通大学出版社,2025.1—ISBN 978 - 7 - 313 - 31964 - 7

　　Ⅰ. R4

　　中国国家版本馆 CIP 数据核字第 20244T8M66 号

．

全科医学临床情境模拟案例
QUANKE YIXUE LINCHUANG QINGJING MONI ANLI

主　　编:何　明　吴诗瑜

出版发行:上海交通大学出版社　　　　　　　　地　　址:上海市番禺路 951 号

邮政编码:200030　　　　　　　　　　　　　　电　　话:021 - 64071208

印　　制:上海新艺印刷有限公司　　　　　　　经　　销:全国新华书店

开　　本:710mm×1000mm　1/16　　　　　　印　　张:8.5

字　　数:123 千字

版　　次:2025 年 1 月第 1 版　　　　　　　　　印　　次:2025 年 1 月第 1 次印刷

书　　号:ISBN 978 - 7 - 313 - 31964 - 7

定　　价:58.00 元

编委会名单

序 一

与何明主任相识、相知是因为模拟教学,我们有着共同的目标、共同的热爱。

我今天还清晰地记得,那是2019年,我们合作组织了一次非常成功的模拟师资培训。那次培训用了一种当时比较先进的模拟设备,尽管如此,培训的目标绝不是推广设备,而是应用工具,解决模拟导师该如何"教""指导""引导"模拟教学的过程。在培训中,我们给培训老师布置任务,通过任务式学习,用脚手架原理帮助培训老师胜任模拟导师。在整个教学中,我们融入了教育学基本原理,培训老师在完成学习任务的同时,体验教育学。虽然我们都是临床医生出身,没有科班教育学的经历,但是我们的共同特点是接受过相关方面的培训,正在做着医学教育工作。因此,我们理解临床教师不缺情怀、不缺专科知识,最缺乏的是有关教育学的知识和对这些知识的应用。我们要做"授人以渔"的事情,而非"授人以鱼(设备)"。

当何主任跟我说他要出一本关于模拟案例的书时,我同样感受到,这是"授人以渔"。

随着国家支持力度的增加,我国模拟医学教育迅猛发展,很多单位有非常豪华的模拟中心及很高端的模拟设备。伴随着这些发展,情境模拟教学也得到了广大师生的充分认可。利用模拟技术,可以创建出各种临床情境,为学员提供安全的、容许犯错的学习环境,为他们走上临床道路打好基础;同时,模拟技术也为临床安全提供了重要策略。尽管我们都已认识到模拟医学的重要性,但情境模拟教学是一种较新的教学方法,缺乏成熟经验和权威参考书籍,在师资和完善的课程开发方面尚有较大的差距。

　　《全科医学临床情境模拟案例》是一本覆盖内科、外科、儿科、麻醉、护理等专业的情境模拟案例集，每一篇的内容都涵盖了技术性技能和非技术性技能的培养，为住院医师规范化培养阶段的学员搭建了从理论到临床的桥梁。本书为临床师资提供了 17 个经过反复打磨的案例，对场景设置进行了详尽的描述，特别提供了供导师参考的关键行为核查表、导师笔记和复盘方案，认真阅读和学习案例后，临床老师可以直接拿来使用，也可以基于这些案例根据学员层级的不同稍做修改以辅助教学。同时本书也可以作为被培训者的学习资料，通过学习关键行为核查表，复习知识，后续能在情境中展现，真正做到"知行合一"。

　　非常荣幸能为本书作序。撰写这些教案并汇编出版是一件有很大工作量的事，更是一件充满正能量的事。本书可以帮助临床教师更好地从事模拟教学、优化教育策略。本书也一定能促进模拟医学课程的可持续发展，并最终有助于患者的安全。

上海交通大学医学院　　陈怡绮

2024 年 8 月

序 二

身为凡人，我们应该都曾有过这样的想法：如果可以重新回到那个时刻，我一定会/不会……这是人之常情，因为我们都希望当时能够做出更为明智的选择，活成当下更好的自己。因此，曾有一款名为"人生重开模拟器"的小游戏风靡一时。但人生没有重启键，世间也没有时光机，我们都曾留有遗憾。

身为医生，我们或许在复盘某个诊治过但结局并不理想的病例时，心中暗自感慨：如果可以重新回到当时，我一定会/不会……这种职业生涯中的遗憾，希望当下的年轻医生们，尤其是肩负"健康守门人"的全科医生们，经历得越少越好。幸运的是，模拟教学（simulation based education，SBE）的问世，尤其是情境模拟在医学教育培训中的应用，给了我们提前练习的机会。其所构建的临床情境，模拟了在未来临床工作中可能会遇到的各种关键事件，让我们在反复练习之间，透过自我反思、导师点拨和同伴互学，步步精进，逐渐获得纯熟的临床技能和清晰的临床思维。

何明医生在担任上海交通大学医学院附属瑞金医院卢湾分院模拟实训中心主任期间，在医院支持下，自2016年起着手组建起了模拟师资团队。他和团队成员勠力同心、奋楫笃行，从零开始，共同开发并实施了多学科的临床情境模拟课程（clinical scenario simulation curriculum，CSSC），尤其侧重于全科医学领域的模拟学习。

作为何明医生的多年挚友，我曾有幸观摩过这些课程的实施。临床情境环环相扣，剧情起伏次第展开，住院医师们全情投入，培训导师观察细致，复盘环节抽丝剥茧，整个过程充分展现了何明医生及其师资团队的教学功力。我们常说,在模拟教学的舞台上,学员是主演,导师是导演。而演出要获得成功(达成教学目标),除了导演要导得好,更需要剧本写得妙。可以想见,在何明医生及其师资团队成功实施课程的背后,除了我所看到的培训导师、标准化病人、教学辅助人员的付出,一定也有着一份几易其稿、几经雕琢的模拟案例。

很高兴,历经数年积累和打磨,何明医生及其团队推出了这本《全科医学临床情境模拟案例》,向我们展示了他们多年来实施临床情境模拟课程的成果,也能惠及更多的临床模拟导师,尤其是带教全科医学专业学员的临床教师,使其能够从中借鉴。

很有幸,我能有机会为本书作序。好的剧本,能带给我们愉快的阅读感受,身临其境。相信这本案例集,在阅读的同时,更能直接为我们所用,亲身演绎,实践临床情境模拟教学,感受其中的精妙之处。

人生不能重启,但模拟教学给了所有医护人员试错和重来的机会,让我们成为当下更好的自己。

复旦大学附属华山医院　赖雁妮

2024 年 9 月

前　言

随着医学教育改革的不断深入,我国对于医学人才的培养已从以知识技能为导向逐步转变为以胜任力为导向。最早以学科为中心的课程体系日渐被以"基于问题的学习(problem-based learning,PBL)"和"课程整合"为代表的注重自主学习能力培养的课程体系所取代。而对于毕业后教育阶段,随着住院医师规范化培训制度的建立,现行医学教育更强调临床岗位胜任力的培养。

与之相应,教师的角色也悄然发生着变化,由最初的 lector(讲者),到 instructor(教练员),再到 facilitator(引导者),体现了医学教育逐渐从以教师为主体转变为以学员为主体的特点。近年来,越来越多的证据支持模拟教学(SBE)作为一种有效的战略教学方法,不仅可以用来提升医学生与临床医生的临床岗位胜任力,还能够为系统性提高患者安全提供全面解决方案。

2016 年起,我所在的上海交通大学医学院附属瑞金医院卢湾分院模拟实训中心结合医院临床实际需要和住院医师规范化培训教学需求,着手组建模拟师资团队并开发了临床情境模拟课程(CSSC)。CSSC 是一门基于临床工作中常见的场景和医学状况,经过模拟教学专业团队会同各科教研室及相关专业教育人员精心设计不同教学目标,运用模拟教学相关方法论,借助模拟相关工具如标准化病人(standardized patient,SP)、模拟器、虚拟环境等综合呈现的课程。在学员亲身体验并综合处置和应对模拟临床情境后,由培训导师(facilitator)引导学员对于自身或团队表现以及整体过程进行反思并给予相应反馈和评价,即复盘(debriefing),从而达到刻意练习、由实践指导实践的促进效果。

目前国内的医学模拟教育已在各专科有了突飞猛进的发展,而全科医学的临床情境模拟教学尚缺乏更多的标准和参考材料。本书主要针对住院医师规范化培训全科医学专业的部分教学目标,结合我们在临床实践中时常会遇到的一些经典案例做了提炼,将课程目标细化分解,并以模拟教学的模型编写了可复制化教案共 17 份,涉及临床医学的很多领域,还包括了团队协作、人文关怀、护理宣教及沟通技巧等方面。对于有些情境内容,学员在院校教育中往往难以触及,而这些正是从医学生进阶成为具有岗位胜任力的临床医生过程中必不可少的环节,可见 CSSC 能够很好地填补院校教育与临床岗位之间的沟壑。每一次课程我们都会提前 2 周左右开始精心准备,通过 3 次课前准备会来保证 CSSC 的有效实施。一次完整的 CSSC 准备过程包括:召集 CSSC 团队(多学科)师资,征询不同教学基地或教研室意见,明确此次课程的教学对象和教学目标;设计情境,明确所需模拟工具及教学方法,明确主讲人,讨论并制订课后评价方法,草拟教案初稿并讨论修改;明确技术分工及场景控制要素,讨论课程实施过程(briefing-facilitation-debriefing,BFD)中可能遇到的问题,场景还原、模拟设备及参数的设置、SP 台词的推敲及 SP 培训、复盘的形式设定及困难复盘的处置等,完成教案定稿;布置模拟情景,调试设备,主讲人与技术专员、SP 等在课前做最后的沟通确认等。

本书旨在通过将我们目前开展 CSSC 的教学经验进行分享,为从事医学模拟教育的管理者提供借鉴,也希望能够作为各级医疗机构尤其是基层医疗中心拟开展临床情境模拟课程的老师们的辅助参考教材;本书同样适用于从事医学教育或对临床模拟教学感兴趣的全科、专科医务人员和护理人员参考使用。

将我们在模拟教学实践中反复打磨推敲形成的案例出版得益于瑞金医院卢湾分院及上海交通大学出版社方面的大力支持,也是对我们师资团队多年来付出的鼓励。同时要感谢上海交通大学医学院儿科学院专职副院长陈怡绮老师、复旦大学附属华山医院赖雁妮老师,感谢两位恩师在模拟教学领域给了我很多指导和帮助! 由于模拟情境教学是一种较新的教学方法,尚处于探索阶段,因此,我们在编写过程中难免会有疏漏,敬请各位专家和老师们不吝赐教,并给予指正!

上海交通大学医学院附属瑞金医院卢湾分院　何　明

2024 年 8 月

目 录

第一篇 医 疗 篇

第二篇 护 理 篇

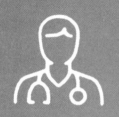

第一篇

医 疗 篇

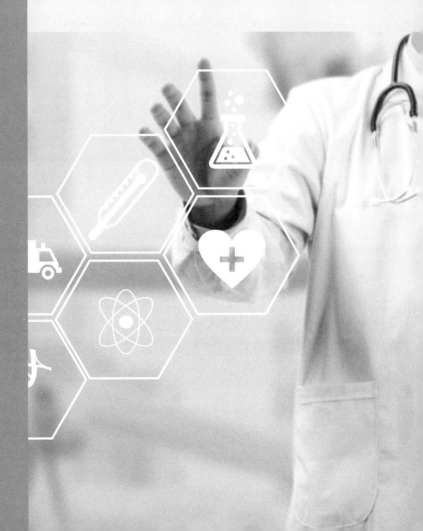

1 苏醒延迟——轻轻敲醒沉睡的心灵

全身麻醉后苏醒延迟一般指全身麻醉在按计划停止给药后,病人若在30分钟内意识未恢复且不能对言语或刺激等做出有思维的回答或动作,即可认定为苏醒延迟。本课程旨在通过模拟急诊手术后在手术室内发生的急症病人的苏醒延迟诊疗过程,让学员身入其境地掌握麻醉对呼吸的影响、麻醉前访视与检查、麻醉危险评估、全身麻醉后苏醒延迟等临床知识以及与病人和同行的沟通技巧。

一、教学目的

(一) 学习目标

1. 主要目标

(1) 通过与手术医生和巡回护士以及病人进行信息核对,询问病人在术前的饮食情况,并确认其禁食、禁饮情况(考查基本问诊能力)。

(2) 确认主诉相关情况及既往史,重点关注呼吸系统疾病、心肺功能、特殊服药史,如治疗呼吸系统疾病和抗高血压的药物(考查基本问诊能力和沟通能力)。

(3) 能将掌握的医学知识应用于医学技能实践,对病人进行必要的体格检查,查看病人的插管条件:张口度、头颈部活动度、牙齿情况;完善实验室检查,补充常规检查与辅助检查,按要求进行动脉血气分析(考查医学知识和医学技能实践)。

（4）通过病史明确病人手术的麻醉风险（ASA 分级为Ⅲ级），对病人及家属解释麻醉方案及风险，使病人及家属接受全身麻醉手术治疗方案（考查临床沟通能力）。

（5）第一时间做出判断，并告知手术医生苏醒延迟的诊断。注意谈话的顺序：先说服手术医生达成一致，再向家属进行解释（考查医学知识和沟通能力）。

（6）学习如何向家属解释治疗过程，如病人为何带气管导管入重症监护病房（intensive care unit，ICU）（考查沟通能力）。

2. 次要目标

（1）展示在急诊室治疗团队中有效的领导力（考查人际沟通技巧和职业素养）。

（2）展示正确申请会诊和协商病情的能力（考查临床实践能力）。

（二）关键行为核查表

1. 具备基本问诊能力　①信息核对：床号、姓名。②询问饮食情况：确认术前已禁食超过 6 小时，禁饮超过 2 小时。③确认主诉相关情况：既往史、重点呼吸系统疾病、心肺功能、特殊服药史（如治疗呼吸系统疾病和抗高血压的药物）。

2. 掌握查体技能　注意描述阳性体征：右上腹压痛，桶状胸，叩诊呈过清音，听诊两肺可及少量干啰音。

3. 查看插管条件　张口度、头颈部活动度、牙齿情况。注意询问既往史，特殊查体时不要忽略阳性体征，尤其是与现病史可能无关的阳性体征（如对患腹部疾病的病人不要忽略心肺部的阳性体征）。

4. 复核常规检查和辅助检查　按要求进行动脉血气分析。

5. 根据病史明确麻醉风险　ASA 分级Ⅲ级：高龄、急诊手术、伴有较严重呼吸系统慢性疾病。

6. 向病人及家属解释麻醉方案　全身麻醉的必要性（高龄、行急诊腹部手术）以及风险（因呼吸系统功能不佳可能导致术后苏醒延迟、拔管失败，带气管导管入 ICU 治疗，甚至可危及生命），使病人及其家属接受全身麻醉手术治疗方案。

7. 告知全身麻醉的必要性　向病人及其家属交代麻醉风险,对病人可能出现的不良预后进行解释。

8. 做出苏醒延迟诊断及注意谈话顺序

(1) 第一时间做出判断,并告知手术医生苏醒延迟的诊断:若病人术后超过 1 小时意识未恢复,及时决定是否将其转送 ICU 继续治疗(考查医学知识和沟通能力)。

(2) 注意谈话顺序:先说服手术医生达成一致,再向家属进行解释。若病人需要至 ICU 继续呼吸机治疗,在夜间人手不够时不宜贸然拔管。

9. 学习如何向家属解释治疗过程　如病人为何带气管导管入 ICU。尤其对于因术前谈话未告知严重预后而导致家属情绪激动或不理解时,要注意及时采取补救措施;耐心地向家属告知病人的病情变化,如因为高龄、手术时间过长、麻醉药过量、既往呼吸系统疾病导致肺功能欠佳、呼吸功能恢复不佳、二氧化碳蓄积等因素,需要至 ICU 继续呼吸机治疗。对于拔管和手术方面的问题,需根据病人自身恢复情况做出决策,可由手术医生负责解释。

二、模拟场景设置

1. 环境　模拟场景可设置在外科急诊病房内,时间为 21:30。

2. 模拟人　可用真人扮演标准化病人(standardized patient,SP)接受病史询问,体检在模拟人身上完成。

例如:一名 80 岁的男性就诊病人,平卧于病床上。

3. 图像资料　在模拟场景中,当学员询问或有以下检查结果回报时,可显示在屏幕上或提供打印资料。

病人心电图示窦性心动过速,T 波改变。外科医生确定该病人需要马上进行急诊剖腹探查手术。

(1) 基本生命体征:指末梢血氧饱和度 95%(未吸氧),体温 37.5 ℃,心率 102 次/分,呼吸 18 次/分,血压 180/98 mmHg(1 mmHg=0.1333 kPa)。

(2) 血常规检查:白细胞计数 $6.5×10^9$/L,中性粒细胞占比 58%,血红蛋白 90 g/L,血小板计数 $110×10^9$/L。

（3）代谢功能全套（血糖、肝肾功能、电解质）检查：血清白蛋白 34 g/L，血尿素氮 8 mmol/L，血肌酐 108 μmol/L，其余指标均正常。

（4）凝血功能、心肌酶和脂肪酶检查：均正常。

（5）粪便隐血试验：阳性（＋＋）。

（6）心电图检查：窦性心动过速，T 波改变。

（7）胸部 X 线或 CT 检查：明显肺气肿，主动脉弓硬化。

4. 治疗室可用设施　①心电监护仪；②供氧设备；③体检必需物品。

5. 干扰项　无。

6. 演员角色

（1）病人：可为 80 岁男性，看上去虚弱无力，有痛楚面色，但意识清醒，定向力准确。

（2）外科医生：可接受会诊意见及医嘱，必要时可给学员提示。

（3）家属：法定委托人，手术开始后与学员谈话。

三、案例叙述

（一）模拟情境背景

　　今天你是麻醉科一线值班医生，现在时间是晚上 9:30，普外科收治了一位 80 岁的男性病人，819 床，该病人名叫王凯凯。因"急性腹痛"要求急诊手术。基本生命体征：指末梢血氧饱和度 95%（未吸氧），体温 37.5℃，心率 102 次/分，呼吸 18 次/分，血压 180/98 mmHg。病人胸片提示明显肺气肿，主动脉弓硬化。心电图示窦性心动过速，T 波改变。外科医生确定该病人需要马上进行急诊剖腹探查手术。现在你即刻要去病房访视病人，完成术前评估及术前谈话。

　　过敏史：无。

　　家族史：无特殊。

　　个人史：不吸烟，偶尔饮酒，无违禁药物服用史，无冶游史。

　　（根据学员的不同层次，可以酌情提供病史资料。考虑到高年级学员应该可以询问出更完整的病史，因此对其预先提供的信息可以少一点。）

（二）初始情境状态

外科医生："我们有一个急性腹痛的病人，需要急诊剖腹探查，在819床，你们（麻醉科医生）快点来看看病人。"

病人（主动提供）：这几日无明显诱因下一直有腹部隐痛，昨日开始疼痛加重并持续到现在。（被询问后提供）今日疼痛一天未吃东西，最近气微促，有反复咳嗽、咳痰现象，痰液为白色泡沫。现服用降压药物和止咳药物。无手术史及药物过敏史，曾在外院查出肺功能不佳（病人无法提供更专业的数据），明确诊断为慢性阻塞性肺疾病和高血压，否认心脏病、糖尿病、哮喘等病史。病人与家属合住，平日最多可登一楼，做简单的家务。病人体检可由模拟人代替。

（三）情境进一步变化

（1）对病人实施全身麻醉后进行了急诊剖腹探查手术。手术时长超过3小时，已超出预期。术中呼气末二氧化碳分压（partial pressure of end-tidal carbon dioxide，$PetCO_2$）维持在 38～42 mmHg，出血量尚可，未输血。术后尝试拔管复苏，在充分拮抗肌松作用后病人自主呼吸深慢，呼气末二氧化碳波形呈明显阻塞性呼吸功能障碍特征，分泌物增多，呼之不应，脱机无法维持氧饱和度＞95%，手术结束后超过2小时病人仍未能恢复意识与自主呼吸，考虑苏醒延迟。急查动脉血气：pH 值 7.351，二氧化碳分压（partial pressure of carbon dioxide，PCO_2）78 mmHg，氧分压（partial pressure of oxygen，PO_2）98 mmHg（术前动脉血气：pH 值 7.372，PCO_2 62 mmHg，PO_2 72 mmHg）。请你告知在手术室门口的普外科手术医生和等候在门口的病人家属接下来的诊疗方案。

（2）学员需要第一时间做出苏醒延迟的诊断，思考相关处理措施。

（3）与相关科室及时沟通交流并取得支持，注意沟通顺序。

（四）沟通技巧

学会向家属解释治疗过程，注意不要轻易回答非本专业问题。

手术医生对麻醉医生说："怎么这么长时间还没回病房？我不放心回来看看，正好门口遇见了家属。"

病人家属(术前谈话有高危预警):"啊呀,医生现在怎么说? 是真的要带管去 ICU 了吗? 什么时候能出来?"

四、导师笔记

(1) 依据 ASA 分级进行麻醉风险评估。Ⅰ级:体格健康,营养状况良好,各器官功能正常;围手术期死亡率为 0.06%～0.08%。Ⅱ级:除外科疾病外,有轻度并存疾病,功能代偿健全;围手术期死亡率为 0.27%～0.40%。Ⅲ级:并存疾病较严重,体力活动受限,但尚能应付日常活动;围手术期死亡率为 1.82%～4.30%。Ⅳ级:并存疾病严重,丧失日常活动能力,经常面临生命威胁;围手术期死亡率为 7.80%～23.0%。Ⅴ级:无论手术与否,生命难以维持 24 小时的濒死病人;围手术期死亡率为 9.40%～50.7%。Ⅵ级:确证为脑死亡,其器官拟用于器官移植手术。

(2) 术前问诊以及检查是否紧凑、到位、合理。对伴有呼吸系统慢性疾病的病人进行术前访视时,需注意体格检查和实验室检查。

(3) 应向病人及家属告知选择全身麻醉的必要性;将麻醉风险交代充分;对病人可能会出现的不良预后要具体交代并解释;注意沟通技巧。

(4) 及时做出苏醒延迟的诊断。

(5) 与相关科室及时沟通交流并取得支持,注意沟通顺序。

(6) 学会向家属解释治疗过程和病人的病情变化,注意不要轻易回答非本专业问题。

五、复盘方案

预留大约 30 分钟的时间,可围绕以下问题进行复盘。

(1) 对外科急诊病人进行快速且准确的术前风险评估(再次复习 ASA 分级),不要因为急诊而过度忽略体格检查及实验室检查。

(2) 需要注意核对病人的基本信息,询问既往史,特殊查体时不要忽略阳性体征,尤其是与现病史可能无关的阳性体征(如对患腹部疾病的病人不要忽略心肺部的阳性体征)。

(3) 与病人解释麻醉方案,对相关风险要提示到位,并注意沟通技巧。

（4）对超预期手术（时间长或者难度大）尤其是急诊手术，对术后严重并发症的认识和准备程度，对苏醒延迟的诊断，在同时有利、有弊的情况下要选择更安全的方式（继续等待拔管，或者带管进入 ICU 继续呼吸机治疗）。

（5）与各科室之间的协作：及时与手术医生交流，注意构建良好关系。

（6）与病人家属形成良好的信赖关系需要建立在充分告知危险的情况下，同时也要注意术前谈话技巧，耐心地解释病人病情恶化的原因；对于非本专业问题不要轻易回答。

六、选读文献

邓小明,姚尚龙,于布为.现代麻醉学[M].4 版.北京:人民卫生出版社,2014.(选读：麻醉对呼吸的影响、麻醉前访视与检查、麻醉危险评估、全身麻醉后苏醒延迟等章节)

2 过敏性休克——突如其来的崩塌

严重过敏反应是指机体接触致敏原几分钟到数小时内出现皮肤黏膜系统症状,且存在胸闷、气短等呼吸系统症状和(或)持续的胃肠道症状,和(或)血压下降的系统性过敏反应。本病发病迅速,可危及生命。过敏性休克是临床常见的严重过敏反应,其表现形式和病情严重程度与机体反应性、抗原进入量及途径等有关。药物过敏是引起过敏性休克的常见原因之一,尤其是注射途径给药,发病急、病程短,危险性较大,是临床常见的紧急情况,需要迅速识别和及时抢救。本课程旨在通过模拟在门诊补液室发生的过敏性休克病人的抢救过程,让学员身临其境并学会严重过敏反应的应急处理措施和临床沟通技巧。

一、教学目的

(一) 学习目标

1. 主要目标

(1) 通过与护士及病人进行信息核对,迅速识别严重过敏反应(考查基本判断能力)。

(2) 确认过敏原,重点关注过敏原暴露史、既往过敏史及基础疾病史。依据症状和体征(重点关注呼吸系统、循环系统、神经系统)进行严重过敏反应的分级管理,注意简明扼要,与抢救措施同时进行(考查基本问诊能力和临床沟通能力)。

(3) 掌握过敏性休克的抢救原则：①脱离致敏原、将病人置于休克体位（仰卧位，头及躯干抬高 10°~15°，下肢抬高 20°~30°）；②重症监护、监测生命体征；③监测血流动力学；④建立静脉通路、进行液体复苏；⑤气道管理（必要时气管插管）；⑥高流量吸氧；⑦纠正内环境紊乱、保护器官功能；⑧合理使用抢救药（考查医学知识和医学技能实践）。

(4) 掌握心肺复苏抢救流程和后续观察处理措施（考查医学知识和医学技能实践）。

(5) 学习如何与病人家属沟通，取得家属的配合。如为何建议病人在苏醒后留院观察，由于部分过敏反应具有"双相发作"的可能，即经过有效治疗后过敏症状好转，却又在数小时内复发过敏反应。因此，建议救治后的病人应留院观察 12 小时以上，并监护其生命体征。抢救成功后应向病人及家属讲解过敏反应的相关医学知识，避免患者再次接触致敏原，提高其依从性（考查临床沟通能力）。

2. 次要目标　展示在团队中有效的领导力（考查人际沟通技巧和职业素养）。

（二）关键行为核查表

1. 基本问诊能力　①信息核对：床号、姓名。②因病人神志不清，故向病人家属确认病人的病史及相关情况：主要侧重过敏原暴露史、既往过敏史及基础疾病史。询问要简明扼要，与查体、抢救措施同时进行。

2. 掌握重要的针对性查体方法　注意描述阳性体征：如皮肤潮红、皮疹、气短、低氧血症、血压下降、意识障碍等。

3. 依据病人过敏反应的严重程度进行分级管理　如表 2-1 所示。

表 2-1　过敏反应分级

分级	临床表现
Ⅰ级	只有皮肤黏膜和胃肠道系统症状，血流动力学稳定、呼吸系统稳定，具体包括：①皮肤黏膜症状，如皮疹，潮红、唇、舌红肿和（或）麻木等；②胃肠道系统症状，如腹痛、恶心、呕吐等

（续表）

分　级	临 床 表 现
Ⅱ级	出现明显呼吸系统症状或血压下降,具体包括:①呼吸系统症状,如胸闷、气短、呼吸困难、发绀、支气管痉挛、喘鸣、呼气流量峰值下降等;②血压下降:成人收缩压 80～90 mmHg 或比基础血压下降 30%～40%,<1 岁者收缩压<70 mmHg,1～10 岁者收缩压<(70+2×年龄)mmHg,11～17 岁者收缩压<90 mmHg 或比基础血压下降 30%～40%
Ⅲ级	出现以下任一症状,如神志不清、嗜睡、意识丧失、严重的支气管痉挛和(或)喉头水肿、发绀、重度血压下降(收缩压<80 mmHg 或比基础血压下降>40%)、大小便失禁等
Ⅳ级	发生心跳和(或)呼吸骤停

4. 迅速组织抢救

（1）脱离过敏原:立即停药(该药要保存或封存)。

（2）予面罩吸氧或经鼻高流量氧气吸入(6～8 L/min)及心电监护,同时呼叫护士推抢救车及除颤仪迅速赶来现场,到达现场的时间不得超过30 秒。

（3）迅速建立静脉通路,重新开放补液。

（4）应使病人保持休克体位——仰卧中凹位,清除其口腔异物,使其保持呼吸通畅。

（5）药物治疗。①一线用药(优先用药):肾上腺素 1∶1 000(1 mg/ml)按 0.01 mg/kg 肌内注射,在成人中使用的最大剂量为 0.5 mg。②二线用药:静脉输注 H_1 抗组胺药,如氯苯那敏(成人 10 mg),或苯海拉明 25～50 mg;β_2 肾上腺素受体激动剂,如沙丁胺醇溶液,5 mg/3 ml(成人),经雾化器面罩给药;静脉输注糖皮质激素,如甲泼尼龙 50～100 mg(成人)。

（6）低血压休克:快速、足量静脉补液,如成人补液量为生理盐水 20 ml/kg,根据情况调整。

（7）对心搏骤停者立即开展心肺复苏:启动急救反应系统,开始胸外按压,使用球囊面罩进行人工呼吸,立呼叫护士取回并设置好除颤仪。正确掌握心肺复苏的步骤:胸外按压频率为 100～120 次/分,按压深度 5 cm,完全回弹,避免停顿。胸外按压和人工呼吸的比例为 30∶2,早期使用自动体外除颤仪进行治疗。

（8）场景控制领导能力：与护士、病患家属的沟通协作。

二、模拟场景设置

1. 环境　模拟场景可设置在内科门诊。

2. 模拟人　可用真人扮演标准化病人（SP）接受病史询问、查体，心肺复苏在模拟人身上完成。

3. 治疗室可用设施　①辅助供氧（氧气罐，带有流量计的阀门和伸长管）；②复苏气囊/活瓣/面罩，自动充气并带有储气囊（成人用容量为700～1 000 ml，儿童用容量为100～700 ml）；③一次性面罩（婴儿、幼儿、儿童或成人）；④口咽通气道：6、7、8、9、10 cm；⑤袖珍面罩、鼻导管吸氧、喉罩；⑥辅助吸引装置；⑦辅助插管装置；⑧等张盐水；⑨酒精消毒棉球；⑩止血带；⑪静脉留置导管（14、16、18、20、22 号）；⑫静脉注射蝴蝶针（19、21、23、25 号）；⑬带针头的注射器（1、10、20 ml）；⑭大滴注量给药装置；⑮一次性使用麻醉呼吸管路延长管；⑯T 型连接件；⑰三通管；⑱输液固定板（4 种尺寸）；⑲其他辅助措施：记录时间和事件的流程表、必要的器械（如听诊器、血压计、各年龄段血压计袖带、手表或钟表、心肺复苏板或任何用于心肺复苏的具有平坦、硬质表面的设备）、其他应配备的器械（如心电图机、持续非侵入性血压监测设备、持续非侵入性心脏监测设备、脉搏血氧计、除颤仪）。

4. 干扰项　无。

5. 演员角色

（1）病人：男性 1 名。病人表现为瘫坐、神志不清、气短，化妆成前胸部皮肤潮红、粟粒样皮疹。

（2）门诊补液室护士 1 名：可接受医嘱，必要时建立静脉通路并输液给药。护士具备一定的医学知识，必要时可给学员提示。

（3）病人家属：男性或女性 1 名，表现为焦急、怀疑，可提供病人的病史信息。

三、案例叙述

(一) 模拟情境背景

今天你是门诊当班医生,现在时间是早上 9∶30,护士突然来喊你:"医生快来,有个病人不舒服!"补液室中一位男性瘫软在椅子上,手上有静脉补液(头孢呋辛补液此时已输入 50 ml),头歪向一边,神志不清、气短、前胸部皮肤潮红、粟粒样皮疹。查体:体温 38 ℃,神志不清,呼吸频率 16 次/分,心率 50 次/分,血压 70/40 mmHg,指末梢血氧饱和度 90%。

(如学员嘱心电监护,则心电监护参数为预先设置;如学员要手工测量,则护士口头报给相应数值。)

(二) 初始情境状态

SP 家属:"怎么回事啊! 前面输液一会后他觉得有点胸闷、头晕、没力气,我还在想他是不是饿了,准备给他找点吃的,怎么他突然就瘫下来叫也叫不醒了呢? 医生你快救救他!"

病史:病人 58 岁,有糖尿病史,平时吃阿卡波糖片(每日 3 次,每次 1 粒),平时血糖控制平稳。既往青霉素皮试阳性。今日因"咳嗽、咳痰伴发热 3 天"就诊,诊断"肺炎",医嘱予"头孢呋辛、氨溴索"补液,口服酚麻美敏片降温。(病人被询问后提供)"今天发热没胃口,补液前没吃早饭,也没吃阿卡波糖片。"病人被告知其对头孢药物过敏后追问:"以前用过头孢药物不过敏,这次怎么会过敏呢?"

护士:如学员要求测血糖,则护士口头报即刻毛细血管血糖值 4 mmol/L。如学员问头孢补液上了多久? 则护士回答 10 分钟。如学员要求立即停药,追问这袋药要留着还是扔掉? 如学员要求予氧气吸入,则追问用鼻导管还是面罩给氧? 氧流量多少? 如学员要求病人保持休克体位,追问怎么摆放? 如学员指示药物治疗,追问具体药物名称、剂型、剂量,以及给药方式、速度、频率。

(三) 情境进一步变化

(1) 抢救 10 分钟左右,突然心电监护示心室颤动(预设)。

(2) 如学员未判断心室颤动并启动心肺复苏(模拟人),则由护士提示心电监护显示心室颤动,并询问进一步处理措施。

(3) 如学员上述处理正确,则护士告知病人抢救成功,家属表示感谢并要求回家。如学员同意,则不提醒;如学员告知病人应留院观察,则追问观察多久? 如学员上述处理错误,则护士告知病人抢救无效死亡,家属表示事发太突然无法接受,要讨说法(考查沟通能力)。

四、导师笔记

1. 紧急情况下过敏反应诊断

(1) 诊断过敏反应的临床标准。

(2) 鉴别诊断:①感染性休克;②心源性休克;③低血容量性休克;④神经性休克;⑤血管迷走性昏厥。

2. 过敏性休克的抢救原则 ①脱离致敏原、将病人置于休克体位(仰卧位,头及躯干抬高 $10°\sim15°$,下肢抬高 $20°\sim30°$);②重症监护和监测生命体征;③监测血流动力学;④建立静脉通路、进行液体复苏;⑤气道管理(必要时行气管插管);⑥高流量吸氧;⑦纠正内环境紊乱、保护器官功能;⑧合理使用抢救药,如肾上腺素(抢救过敏性休克的"基石")、抗组胺药、H_2 受体拮抗剂、支气管扩张剂、糖皮质激素、正性肌力药。

3. 心肺复苏的步骤

4. 对过敏性休克病人的监护及教育

五、复盘方案

建议预留约 30 分钟用于复盘,可围绕以下问题进行复盘。

(1) 快速鉴别,准确地判断过敏反应及过敏原。

(2) 过敏性休克的抢救原则。

(3) 掌握正确使用肾上腺素的方法,如使用时机、给药方式、剂量、浓度。

(4) 知道过敏性休克病人救治成功后应当监护的时长。

（5）对场景的控制：如何安抚病人家属并取得信任及配合。

六、选读文献

［1］李晓桐，翟所迪，王强，等.《严重过敏反应急救指南》推荐意见［J］. 药物不良反应杂志，2019，21（2）：85－91.

［2］高琦，徐保平，万伟琳，等. 世界过敏组织严重过敏反应指南解读［J］. 中华实用儿科临床杂志，2020，35（3）：170－177.

［3］王建东，王怀立.《欧洲变态反应与临床免疫学会严重过敏反应指南 2021 版》解读［J］. 中国小儿急救医学，2022，29（4）：260－265.

3 急性胆囊炎——"议和"还是"备战"

急性胆囊炎是由于胆囊管梗阻、胆汁淤积继发细菌感染而引起的急性炎症,是一种较常见的消化系统疾病,也是较常见的急腹症。急性胆囊炎若未得到及时治疗,可导致胆囊穿孔、胆汁性腹膜炎、胆囊周围脓肿、肝脓肿等并发症,如合并急性梗阻性化脓性胆管炎则病死率更高。本课程旨在通过模拟在急诊室发生的急性胆囊炎合并急性胆管炎的急症病人的就医诊疗过程,让学员身入其境地掌握对急性胆囊炎的诊断治疗方法和临床沟通技巧。

一、教学目的

(一) 学习目标

1. 主要目标

(1) 通过对病人进行问诊和检查等,快速识别外科急腹症病人的症状和体征,同时与病人建立良好沟通及初步信任关系(考查医学知识和沟通能力)。

(2) 结合病情对外科急腹症病人进行鉴别诊断(考查医学知识)。

(3) 通过对病人病史的分析,对急性胆囊炎合并急性梗阻性化脓性胆管炎快速做出正确的诊断及处理(考查医学知识和医学技能实践)。

2. 次要目标

(1) 展示在急诊室治疗团队中有效的领导力(考查人际沟通技巧和职业素养)。

（2）展示正确申请会诊和协商转诊的能力（考查以人文沟通为基础的临床实践）。

（二）关键行为核查表

1. 基本问诊能力　主要侧重于询问主诉相关情况及伴随症状，考虑病人处于急性发作的状况，问题应尽量简单扼要，在较短的时间内（建议在10分钟内）能够采集到明确的胆道感染相关病史、既往治疗经过及结果，不要遗漏其他既往史、一般情况、特殊用药、家族史。重点要询问到腹痛和发热出现的先后顺序。

2. 针对性查体　掌握重要的针对性查体技巧，注意描述阳性体征：皮肤、巩膜黄染，右上腹明显压痛、反跳痛，墨菲征阳性，肝区叩击痛阳性。查体要注意动作轻柔，适当安抚病人。

3. 鉴别诊断　为进行鉴别诊断而做进一步检查，如血常规、尿常规、肝肾功能、电解质、血糖、血淀粉酶、尿淀粉酶等方面的检查，以及心电图、胸片、腹部B超、腹部立位平片、腹部平扫CT检查等。

4. 处理　给予初步治疗方案及抗菌药物的选择。考虑为急性化脓性胆管炎，且病情进展迅速，已有高热寒战、血压偏低、神志淡漠等休克症状，属于中度或重度急性胆管炎，如果不进行急诊手术，可能进展为中毒性休克及败血症，保守治疗失败的可能性大，甚至可能严重危及生命。与病人进行有效的沟通，解释病情的严重程度，提出大致手术方案，使病人接受住院手术治疗。任何抗菌治疗都不能替代解除胆道梗阻的治疗，轻度急性胆管炎经保守治疗控制症状后，根据病因继续治疗。若病人病情进展迅速，高热且有休克前期症状，则属于中度或重度急性胆管炎，单纯支持治疗和抗菌治疗对其无效，需要立即行胆道引流。首选内镜胆管引流术，择期再行胆囊切除术。

5. 其他　学员知晓何时需要请外科会诊并知晓其流程。

二、模拟场景设置

1. 环境　模拟场景可设置在内科急诊室。

2. 模拟人　可用真人扮演标准化病人（SP），化妆成轻度皮肤黄染貌，步行入诊室，接受病史询问，体检在模拟人身上完成。

3. 检查资料　在模拟场景中,当学员询问或有以下检查结果回报时,可显示在屏幕上或提供打印资料。

(1) 血常规检查:白细胞计数 $15.38\times10^9/L$,中性粒细胞占比 86.9%。

(2) 生化指标(肝肾功能、电解质、血糖、C反应蛋白):总胆红素和结合胆红素均明显升高,C反应蛋白水平升高。血、尿淀粉酶正常(被要求检测时提供)。

(3) 凝血功能指标和心肌酶谱水平均正常。

(4) 尿常规:尿胆原阳性(+++)。

(5) 心电图检查:窦性心动过速、T波改变。

(6) 胸部X线或胸部CT检查:正常。

(7) 腹部B超检查:胆囊结石、胆囊炎、胆总管扩张,胆总管下端显示不清。

(8) 腹部平扫CT检查:胆囊结石、胆囊肿大,胆总管下端结石并肝内外胆管扩张。

4. 治疗室可用设施　①心电监护仪;②供氧设备;③体检必需物品。

5. 干扰项　无。

6. 角色扮演

(1) SP:可为男性或者女性,化妆成轻度皮肤黄染貌,但意识清楚,定向力准确。

(2) 急诊室护士:报告病人的生命体征,可接受医嘱,必要时可建立静脉通路并输液给药。护士具备一定的医学知识,必要时可给学员提示。

三、案例叙述

(一) 模拟情境背景

今天你在内科急诊室坐诊,时间为上午 9:30。一位 30 岁的男性(或女性)前来就诊。主诉:上腹痛 2 日余,加重 6 小时。既往史:无。用药史:无。过敏史:无。家族史:无特殊。个人史:无吸烟,偶尔饮酒。无疫水、疫区接触史,无冶游史。月经史及生育史(女性):月经史正常,无停经史,未婚未育。

（根据学员的不同层次，可以酌情提供病史资料。考虑到高年级学员应该可以询问出更完整的病史，因此对其预先提供的信息可以少一点。）

（二）初始情境状态

清醒但身体不适的 30 岁男性或女性病人。假设为一名 30 岁的男性病人，弯腰按住腹部呈痛苦貌，缓缓步行入急诊室就诊。

生命体征：体温 38.5 ℃，心率 122 次/分，呼吸 20 次/分，血压 105/54 mmHg。

查体：神志清楚，呼吸略急促，皮肤、巩膜轻度黄染，全身无瘀点、瘀斑。腹平软，右上腹明显压痛，反跳痛阳性，墨菲征阳性，肝区叩击痛阳性。移动性浊音阴性，肠鸣音 4 次/分。（注：如果学员询问那些在 SP 身上无法完成的体格检查，护士可以向其口述结果。例如，直肠指检可以由护士口头报告。）

现病史由 SP 主动或被询问后提供。

SP 主动提供：这几天肚子一直隐隐作痛，昨天晚上吃完晚饭后不久肚子就痛得更厉害了，还有一些恶心，想吐，一直痛到现在。

SP 被询问后提供：

（1）昨晚和几个朋友一起在外面吃饭，吃了几块红烧肉，还有大龙虾。

（2）晚上和我一起吃饭的其他几个人都没有出现肚子痛的情况。

（3）肚子痛是持续性的，有感到发热，没有怕冷，没有胸痛，没有咳嗽，没有拉肚子。

（4）这几天肚子一直隐隐作痛，前几天吃过铝碳酸镁片，疼痛有些好转。昨天痛得严重的时候也吃了铝碳酸镁片，感觉稍微好一点，后来昏昏沉沉睡着了。

（5）今天早上还是有肚子痛，程度比之前重了一些，有恶心，没有呕吐。

（6）小便颜色较黄，没有尿频、尿急、尿痛，昨天到现在没有排大便。

（7）平时有时候在进食后会出现上腹部胀痛不适。

（三）情境进一步变化

（1）早上 11 点，病人拿着检查报告来找医生继续就诊。检查结果：血常

规示白细胞计数 $15.38 \times 10^9 / L$,中性粒细胞占比 86.9%。尿常规示胆红素阳性（＋＋＋），生化检查示肝功能指标总胆红素和结合胆红素均明显升高，C反应蛋白升高。血、尿淀粉酶正常（被要求检测时提供）。心电图示窦性心动过速、T波改变。腹部B超和CT检查均显示：胆囊结石，胆总管结石并扩张。胸部CT检查无明显异常。

病人此刻诉腹痛症状较刚来医院的时候加重了，有寒战，神志淡漠。护士报告复查体温 $40\,℃$。

SP神情淡漠，需在医生主动对话3次后才予理睬。

（2）学员如果在第一时间建议请外科医生会诊，病人会表示抗拒，需要向病人合理解释外科会诊的必要性。①目前存在急性化脓性胆管炎情况；②保守治疗会延误病情甚至致命；③任何抗菌治疗都不能替代解除胆道梗阻的治疗，病人病情进展迅速，高热且有休克前期症状，单纯支持治疗和抗菌治疗通常对急性胆管炎无效，需要立即行胆道引流。

谈话提到保守治疗会延误病情甚至致命。病人开始考虑住院，询问为什么一定要做手术，这个手术是怎么做的？

（经解释后病人表示同意接受外科治疗）

（3）若学员没有第一时间提起外科会诊，则病人提示疼痛难忍，不断提到现行治疗无效，要求更进一步治疗。

直到学员提起外科会诊，再询问手术必要性和手术方式。

（4）病人同意外科治疗，告知病人手术方案首选经内镜逆行胰胆管造影术，择期再行胆囊切除术。

（根据学员的不同层次，对手术方法的详细程度可做不同程度要求。）

（四）SP的反应

（1）（听到学员要请外科医生会诊，病人拒绝）医生，我没有家属，不想住院，不想开刀，我不相信外科医生，能就输生理盐水吗？

（2）（听到保守治疗会延误病情甚至致命。病人开始考虑住院，但想知道手术怎么做）为什么一定要做手术，手术是怎么做的？

（3）（若学员没有提起外科会诊，则病人提示疼痛难忍，不断提到现行治疗无效，要求更进一步治疗）医生，我现在肚子痛得实在受不了，给我想想其他办法吧!

四、导师笔记

（1）急腹症病人的诊断要点和流程，如图3-1所示。

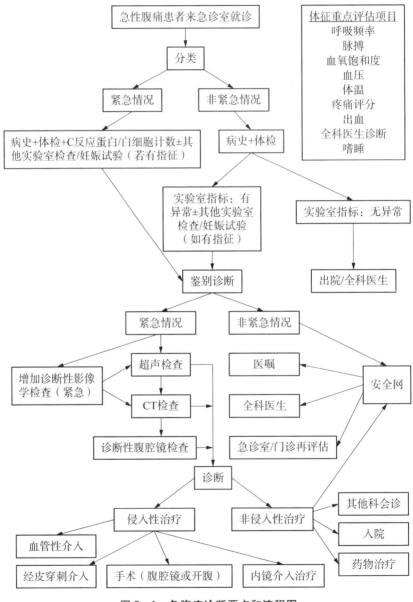

图3-1　急腹症诊断要点和流程图

（2）注意观察学员对急腹症病人的腹部查体是否准确规范（查体的位置，右上腹明显压痛，反跳痛阳性，墨菲征阳性，肝区叩击痛阳性）。

（3）注意观察学员病史采集、体格检查及处理是否紧凑、得当（询问病史、查体与医嘱控制在 10 分钟以内），顺序是否合理（先查体，后抽血化验、心电图及 CT 检查），以及对病人的人文关怀（耐心解释病情，安慰病人等待化验结果）。

（4）急性胆囊炎的初步诊断和处理，如表 3-1 所示。

表 3-1 急性胆囊炎的诊断标准

诊断依据	诊 断 标 准
症状和体征	右上腹疼痛（可向右肩背部放射），墨菲征阳性，右上腹包块、压痛、肌紧张或反跳痛
全身反应	发热，C 反应蛋白升高（≥30 mg/L），白细胞计数升高
影像学检查	超声、CT、MRI 检查发现：胆囊增大，胆囊壁增厚，胆囊颈部结石嵌顿，胆囊周围积液等表现

注：确诊急性胆囊炎，即症状和体征及全身反应中至少各有 1 项为阳性；疑似急性胆囊炎，即仅有影像学证据支持。

（5）急性梗阻性化脓性胆管炎的诊断与治疗，如表 3-2、表 3-3 所示。

表 3-2 急性胆管炎诊断标准

诊断依据	诊 断 标 准
症状和体征	胆道疾病史，高热和（或）寒战，黄疸，腹痛及腹部压痛（右上腹或中上腹）
实验室检查	炎症反应指标（白细胞计数/C 反应蛋白升高等），肝功能异常
影像学检查	胆管扩张或狭窄、肿瘤、结石等

表 3-3 中度（Ⅱ级）、重度（Ⅲ级）急性胆管炎首选抗菌药物

抗菌药物种类	抗菌药物名称和用量
β-内酰胺酶抑制剂复方制剂	头孢哌酮/舒巴坦 2.0～8.0 g/d（1∶1）或 3.0～12.0 g/d（2∶1） 氨苄西林/舒巴坦 6.0～12.0 g/d 哌拉西林/他唑巴坦 13.5～18.0 g/d

(续表)

抗菌药物种类	抗菌药物名称和用量
第三代、第四代头孢菌素	头孢哌酮 2.0～4.0 g/d 头孢曲松 1.0～2.0 g/d 头孢他啶 4.0～6.0 g/d 头孢吡肟 2.0～6.0 g/d
单环 β-内酰胺类抗生素	氨曲南 2.0～8.0 g/d

注:怀疑厌氧菌感染时需要合用甲硝唑 1.0～2.0 g/d。

（6）注意观察学员能否耐心解释病情,快速做出诊断(急性化脓性胆管炎并急性结石性胆囊炎),明确治疗原则,并注意劝说病人住院接受手术时与病人或家属的沟通技巧(谈到疾病的致命性和住院接受手术的迫切性)。

（7）学员了解何时需要请外科会诊并知晓其流程。

五、复盘方案

建议课程总时长为 60 分钟左右,预留 30 分钟用于复盘。在复盘过程中,推荐使用多媒体影像工具帮助复盘,将学员在场景中的表现进行摄像,在复盘开始时再播放,有助于回想和分析学员的表现。

（1）外科急腹症的特征是什么?

（2）外科急腹症的诊断与鉴别诊断。

（3）对急性结石性胆囊炎合并急性梗阻性化脓性胆管炎的处理原则。

（4）对于依从性较差的急诊病人的处理有哪些注意事项?

（5）和病人及其家属的沟通技巧。

六、选读文献

中华医学会外科学分会胆道外科学组.急性胆道系统感染的诊断和治疗指南(2021版)[J].中华外科杂志,2021,59(6):422-429.(选读:急性胆囊炎、急性胆管炎的诊断标准、严重程度评估和治疗等内容)

4 开放性外伤——揉碎桃花满地伤

我国每年因车祸、坠楼、斗殴、职业损伤等受到创伤的人数达2亿人次。急诊开放性伤口处理已成为目前全球面临的一个重大公共卫生问题。急诊清创缝合术是外科医生的必备技术,重视清创可降低伤口感染,减少对抗生素的使用甚至不用抗生素;重视缝合技术可减少瘢痕形成,减轻创伤后遗症。本课程旨在通过模拟在急诊室发生的外伤急症病人的就医诊疗过程,让学员身入其境地掌握对开放性外伤的诊断治疗和临床沟通技巧。

一、教学目的

(一)学习目标

1. 主要目标

(1)通过对病人进行问诊和检查等实践,掌握急诊开放性外伤病人的接诊流程(考查医学知识和职业素养)。

(2)通过对病人模拟开放性伤口的清创缝合等实践,掌握开放性伤口的清创缝合步骤(考查医学知识和实践技能)。

2. 次要目标

(1)通过对病人接诊、清创操作等实践,与病人建立良好沟通及信任关系(考查医学知识和沟通能力)。

(2)展示在急诊室治疗团队中有效的领导力(考查场景控制领导能力和

职业素养)。

(二) 关键行为核查表

1. 基本问诊能力　主要侧重于询问外伤发生过程及相关症状,考虑到病人处于受伤的状况,问题应尽量简单扼要,在较短的时间内(建议在 10 分钟内)采集到明确的外伤发生过程及相关症状,以及涉及可能合并严重闭合伤的阴性症状,不要遗漏其他既往史、一般情况、特殊用药及家族史。发病时间要询问到小时。

2. 针对性查体

(1) 全身一般情况评估,如神志情况、对答反应、呼吸、血压、脉搏、血氧饱和度监测结果。

(2) 皮肤、皮下组织评估。①有活力的正常皮肤:血运好、皮肤颜色正常、皮下脂肪层健康、皮下组织牢固贴合;②有危险,可能需要清除:血运差、皮肤颜色发暗、皮下脂肪有瘀斑;③皮下组织已失活、必须清除:无血运、皮肤颜色发黑,与皮下组织完全撕脱、重度污染。

3. 感染风险评估　①局部因素;②全身因素。

4. 清创缝合步骤

(1) 准备工作。①器械准备:消毒钳、持针器、镊子(有齿及无齿镊)、缝合线、剪刀、生理盐水、纱布、棉垫、胶布、消毒棉球、75%酒精、碘伏、3%过氧化氢溶液、局部麻醉药(2%利多卡因)等;②手术者准备:手术者洗手,戴手套、帽子等。

(2) 伤口清洗去污:①用无菌纱布覆盖伤口;②剪去伤口周围毛发;③用外用生理盐水清洗伤口周围皮肤。

(3) 伤口消毒处理:①取掉覆盖伤口的纱布;②用 3%过氧化氢溶液冲洗伤口;③用生理盐水冲洗伤口;④擦干皮肤;⑤检查伤口,清除血凝块和异物;⑥用碘伏棉球消毒伤口;⑦换手套;⑧铺无菌巾;⑨局部麻醉;⑩切除失去活力的组织。

(4) 伤口缝合:①按组织层次缝合深部组织;②缝合皮肤;③对齐皮缘,挤出皮下积血;④用碘伏棉球或者 75%酒精棉球消毒皮肤;⑤伤口覆盖无菌纱布,以胶布固定。

5. 医患沟通　①操作前：告知手术目的，取得病人的配合；②操作中：注意让家属回避，注意无菌观念，体现爱伤意识；③操作后：告知相关注意事项，包括注射破伤风抗毒素、门诊换药、伤口护理、拆线时间等。

二、模拟场景设置

1. 环境　模拟场景可设置在全科急诊室。

2. 图像资料　无。

3. 治疗室可用设施

(1) 清创包或消毒钳、持针器、镊子(有齿及无齿镊)、缝合线、剪刀、生理盐水、纱布、棉垫、胶布、消毒棉球、75%酒精、碘伏、3%过氧化氢溶液、局部麻醉药(2%利多卡因)等。

(2) 无菌手套。

(3) 各种容量无菌注射针头。

4. 干扰项　无。

5. 演员角色

(1) 标准化病人(SP)：年轻男性或者女性病人，左侧小腿外侧绑有伤口流血的皮肤模块，皮肤模块上的伤口长 3～5 cm，深至皮下脂肪层，有泥土污染，病人步行入诊室。

(2) 急诊室护士：报告病人的生命体征，可接受医嘱。护士具备一定的医学知识，必要时可给学员提示。

三、案例叙述

(一) 模拟情境背景

　　今天你在全科急诊室坐诊，时间为下午 5:30。一位年轻女性前来急诊室就诊，主诉：在马路上骑自行车摔倒，致左小腿外伤半小时。

　　(根据学员的不同层次，可以酌情提供病史资料。考虑到高年级学员应该可以询问出更完整的病史，因此对其预先提供的信息可以少一点。)

（二）初始情境状态

一名神志清醒的女性病人，左侧小腿绑有伤口流血的皮肤模块，一瘸一拐地步入急诊室就诊。

急诊室护士提供病人的生命体征：体温 36.8 ℃，心率 86 次/分，呼吸 20 次/分，血压 116/72 mmHg。

查体：神志清楚，呼吸平稳，对答切题，无贫血貌，全身无瘀点、瘀斑。左侧小腿胫前部绑有伤口流血的皮肤模块，无下肢肿胀，无小腿反向活动，无骨擦音。

（注：如果学员询问那些在 SP 身上无法完成的体格检查，护士可以向其口述结果。例如，直肠指检可以由护士口头报告。）

现病史由 SP 主动提供或被询问后提供。

SP 主动提供：医生，半小时前我在马路上骑自行车时不小心滑倒在地，左侧小腿外侧撞到了花坛的铁围栏，当时有伤口流血，有点疼痛，可以行走。

SP 被询问后提供：没有外伤史，平时身体健康，否认既往任何疾病史，否认药物过敏史。

SP 被告知要行伤口缝合时：伤口一定要缝合吗？什么时候能拆线呢？会留疤吗？

四、导师笔记

（1）掌握开放性外伤的急诊处理原则。

（2）伤口评估：①皮肤和皮下组织评估；②筋膜和肌肉评估，采用"4C 原则"，即颜色（color）、韧性（consistency）、出血（capacity to bleed）、收缩性（contractility）。

（3）肌腱评估：①有活力，即主动和被动活动均正常；②无活力，指肌腱失去张力或呈绿色。

（4）骨与骨膜评估：①有危险，可能需要清除，如骨膜内有瘀斑；②必须清除，如骨膜与周围组织完全分离。

（5）神经评估：①神经受压，表现为剧痛、感觉迟钝；②神经损伤，表现为对疼痛刺激无反应、无反射；③神经断裂，表现为功能丧失、足下垂。

（6）评估感染风险：①增加感染风险的局部因素，如伤口位于乏血管区、细菌定植较多的区域；伤口长度＞5 cm、伤口局部污染重、伤口较深、较多异物存留、受伤至就诊时间长。②增加感染风险的全身因素，包括高龄（≥80岁）、吸烟、糖尿病、恶性肿瘤、肺功能不全、慢性肾衰竭、肥胖、营养不良和使用免疫抑制剂（如糖皮质激素、化疗药物等）、有遗传性和获得性结缔组织病等。

（7）探查及评估：评估是否需要止血、麻醉、多学科会诊及异物情况。

（8）熟练掌握伤口清创缝合步骤，操作过程注意无菌观念及爱伤观念。

（9）沟通：向病人交代病情，让其有合理的期望值；向病人告知后续注意事项；使用沟通技巧取得病人及家属配合。

五、复盘方案

建议课程总时长为 60 分钟左右，建议预留 30 分钟用于复盘。在复盘过程中，推荐使用多媒体影像工具帮助复盘，将学员在场景中的表现进行摄像，在复盘开始时再播放，有助于回想和分析学员的表现。

（1）急诊开放性伤口的处理原则是什么？

（2）伤口清创缝合的简要步骤包含哪些？

（3）发现伤口有哪些状况需要请专科医生会诊？

（4）增加感染风险的因素有哪些？

（5）影响伤口愈合的因素有哪些？

（6）对场景的控制：如何安抚病人和家属，并取得其信任及配合？

六、选读文献

中国创伤救治联盟，国家创伤医学中心，北京大学人民医院创伤救治中心. 急诊开放性伤口清创缝合术专家共识[J]. 中华医学杂志，2020，100（21）：1605－1610.

5 犬咬伤——并不总是那么可爱的宠物

犬咬伤是动物致伤中最为常见的类型。犬咬伤是犬齿咬合、切割人体组织导致的皮肤破损、组织撕裂、出血和感染等损伤。犬咬伤除了可引起非特异性感染，还可引起狂犬病、破伤风、气性坏疽等特殊感染。犬咬伤是急诊外科常见的问题，正确的早期伤口处理、对污染伤口预防性应用抗生素、进行狂犬病及破伤风等疾病的预防是犬咬伤处理的基本原则。本课程旨在通过模拟在急诊室发生的犬咬伤急症病人的就医诊疗过程，让学员身入其境地掌握对犬咬伤的诊断治疗和临床沟通技巧。

一、教学目的

(一) 学习目标

1. 主要目标

(1) 掌握犬咬伤病史询问要点、诊断思路和处理措施(考查医学知识和职业素养)。

(2) 掌握狂犬病暴露的概念、暴露分级及暴露后规范化处置流程(考查医学知识和实践技能)。

2. 次要目标　通过对病人进行问诊、查体等实践，与病人建立良好沟通及信任关系(考查医学知识和沟通能力)。

(二) 关键行为核查表

(1) 询问病史并检查伤口,向病人告知处置方案。

(2) 规范化处理犬咬伤的诊断思路:①判断是否为狂犬病暴露并判断暴露等级;②判断伤口是否要清创;③判断是否要接种狂犬病疫苗;④判断是否要接种狂犬病免疫球蛋白;⑤判断是否要接种破伤风免疫球蛋白;⑥判断是否需预防性应用抗生素。

(3) 掌握犬咬伤病人诊治流程:急诊预检登记→急诊挂号处挂号→普外科急诊就诊,签署知情同意书(必要时)→急诊收费处缴费→普外科急诊清创(必要时),签署知情同意书(必要时),接种狂犬病被动免疫制剂(必要时)→急诊预检处登记,接种狂犬病疫苗,告知疫苗接种后注意事项及下次接种时间(必要时),接种狂犬病被动免疫制剂(必要时),破伤风被动免疫(必要时),预防感染治疗(必要时)等。

二、模拟场景设置

1. 环境　模拟场景可设置在外科急诊室。

2. 图像资料　无。

3. 治疗室可用设施　①清创物品和设备;②体检必需物品。

4. 干扰项　无。

5. 演员角色

(1) 标准化病人(SP):犬咬伤病人 2 名,男女不限。

(2) 急诊室护士:报告病人的生命体征,可接受医嘱。护士具备一定的医学知识,必要时可给学员提示。

三、案例叙述

模拟情境背景

　　今天你在外科急诊室坐诊,时间为下午 2 点。有 2 位犬咬伤急诊病人排队就诊。

情境状态

SP1 的基本情况：女，28 岁。问诊见表 5-1。查体：神志清楚，呼吸平稳，一般情况良好。右手中指可见一长约 0.3 cm 的伤口，局部无红肿，轻压痛，无渗出，已结痂。

表 5-1 SP1 问答表

问题	SP1 回答
你是有什么不舒服来看病的？	我刚刚被猫咬伤了。
你被咬多久了？	2 个小时。
你哪里被咬了？	手指上（同时展示受伤的右手中指）。
你怎么会被猫咬伤的？	在喂猫时。
你是被自己家里养的猫咬伤的吗？	不是，是流浪猫。
你当时伤口有出血吗？	有的，出了一点点血。
你自己对伤口做过什么处理吗？	我把伤口的血挤掉了，还用自来水冲了 15 分钟。
你还有其他不舒服吗？	没有。
你以前打过狂犬病疫苗吗？	没有。
你有对什么药物过敏吗？	没有。
你体重是多少？	50 kg。
其余既往史询问	同正常人，超过 3 个问题后提出质疑（和疾病无关）。

问诊结束，屏幕上放出查体后 SP 的提问：
(1) 我这个情况要紧吗？要怎么处理？
(2) 这么小一个伤口要打那么多药啊，能不能少打一点？/要不要打狂犬病疫苗（免疫球蛋白）？
(3) 我拿好药了，后面要怎么做？期望回答：①签署知情同意书（疫苗及免疫球蛋白）；②进行局部封闭治疗；③剩下的狂犬病免疫球蛋白和狂犬病疫苗针都在预检护士那里打；④护士会在登记后告知你后续接种日期；⑤预检护士那里的疫苗接种告知书上会有疫苗接种后的注意事项；⑥注意观察伤口情况，如有局部红肿、脓性渗出、发热，即刻来院就诊。若不满足期望回答，可追问 1 次"还有吗？"

SP2 的基本情况：女，25 岁。问诊见表 5-2。查体：神志清楚，呼吸平稳，一般情况良好。左手背可见一长约 4 cm 的伤口，局部无红肿，轻压痛，可见创面渗血。

表 5-2　SP2 问答表

问题	SP2 回答
你有什么不舒服来看病的?	我刚刚被狗咬伤了。
你被咬多久了?	30 分钟。
你哪里被咬了?	左手背(同时展示受伤的左手背)。
你怎么会被狗咬伤的?	在和它玩的时候。
你是被自己家里养的狗咬的吗?	是的。
这只狗以前打过狂犬病疫苗吗?	打的,每年都打的。
打了几年了?	2 年。
平常放狗出去吗?	一般不放的,就是遛狗的时候带出去。
最近半年里狗被其他动物咬伤过吗?	没有。
你自己对伤口做过什么处理吗?	没有,看着伤口比较大就直接过来了。
你还有其他不舒服吗?	没有。
你以前打过狂犬病疫苗吗?	打过的。
你什么时候打的?	去年 12 月 3 日打的。
都打完了吗?	打完了。
最后一针什么时候打的?	12 月 24 日。
你有对什么药物过敏吗?	没有。
你体重是多少?	50 kg。
其余既往史询问	同正常人,超过 3 个问题后提出质疑(和疾病无关)。

问诊结束,屏幕上放出查体后 SP 的提问:
(1) 我这个情况要紧吗? 要怎么处理?
(2) 这么大一个伤口真的不用打狂犬病疫苗吗? /能不能不要打狂犬病疫苗(免疫球蛋白),我听说不良反应很大的。
(3) 现在我拿好药了(伤口处理好了),后面要怎么做? 期望回答:①接种破伤风免疫球蛋白;②头孢他啶/左氧氟沙星预防感染;③2~3 日内复诊,2 期缝合;④注意观察伤口情况,如有局部红肿、脓性渗出、发热,即刻来院就诊。若不满足期望回答,可追问1 次"还有吗?"

　　SP1 标准处理流程:该病人为狂犬病Ⅲ度暴露。因伤口已结痂,无须清创。但需接种狂犬病疫苗(2-1-1 免疫接种程序)及狂犬病免疫球蛋白被动免疫治疗(5 支,半量伤口周围浸润注射,半量接种于后背肌群)。

　　SP2 标准处理流程:该病人为非狂犬病暴露。先用肥皂水和一定压力的流动清水交替清洗伤口至少15 分钟。最后用生理盐水冲洗伤口以避免肥皂液残留。彻底冲洗后用碘伏消毒涂擦或消毒伤口内部,再考虑Ⅱ期缝合(2~3天内)。破伤风免疫球蛋白被动免疫。头孢他啶/左氧氟沙星预防感染,告知须密切观察、定期(2~3天内)复诊。

四、导师笔记

(1)狂犬病暴露的定义:指被狂犬、疑似狂犬或者不能确定健康的狂犬病宿主动物咬伤、抓伤、舔舐黏膜或者破损皮肤处,或者开放性伤口、黏膜接触可能感染狂犬病病毒的动物唾液或者组织。

(2)狂犬病暴露的等级及处理。

(3)犬咬伤病人的诊治思路:①判断是否为狂犬病暴露并判断暴露等级;②判断伤口是否要清创;③判断是否要接种狂犬病疫苗;④判断是否要接种狂犬病免疫球蛋白;⑤判断是否要接种破伤风免疫球蛋白;⑥判断是否需预防性使用抗生素。

(4)犬咬伤病人的诊治流程:急诊预检登记→急诊挂号处挂号→普外科急诊就诊,签署知情同意书(必要时)→急诊收费处缴费→普外科急诊清创(必要时),签署知情同意书(必要时),接种狂犬病被动免疫制剂(必要时)→急诊预检处登记,接种狂犬病疫苗,告知疫苗接种后注意事项及下次接种时间(必要时),接种狂犬病被动免疫制剂(必要时),破伤风被动免疫(必要时),预防感染治疗(必要时)等。

五、复盘方案

建议课程总时长为60分钟左右,建议预留30分钟用于复盘。在复盘过程中,推荐使用多媒体影像工具来帮助复盘,将学员在场景中的表现进行摄像,在复盘开始时再播放,有助于回想和分析学员的表现。

(1)狂犬病暴露的概念是什么?

(2)狂犬病暴露的分级。

(3)犬咬伤病人的病史询问要点有哪些?

(4)犬咬伤的伤口和其他类型伤口的处理原则有哪些不同?

(5)狂犬病主动免疫和被动免疫有何不同?

（6）如何正确理解世界卫生组织推荐的狂犬病暴露后"十日观察法"？

六、选读文献

中国医师协会急诊医师分会,中国人民解放军急救医学专业委员会,北京急诊医学学会,等.中国犬咬伤治疗急诊专家共识（2019）[J].中国急救医学,2019,39（9）:819 - 824.

6 糖尿病酮症——病渴身何去，春生力更无

糖尿病酮症酸中毒（diabetic ketoacidosis，DKA）是指胰岛素绝对或相对缺乏及胰岛素反向调节激素分泌增加的联合作用，导致糖异生增加使糖原分解加速，外周组织的糖利用受损，脂肪分解，肝脂肪酸氧化为酮体，最终引起高血糖症和酮血症，当酮体积聚，超过机体代偿能力时就会发生代谢性酸中毒。DKA 是内分泌代谢专科最常见的急症，若未能及时合理救治则病死率较高。本课程旨在通过模拟在急诊室发生的 DKA 病人的就医诊疗过程，让学员身入其境地掌握糖尿病酮症的诊断、鉴别、治疗、并发症的处理方法和临床沟通技巧。

一、教学目的

（一）学习目标

1. 主要目标

（1）通过对病人进行问诊，确认主诉相关症状及既往史，重点关注发病诱因（感染史、饮酒史、饮食情况等）（考查基本问诊能力和沟通能力）。

（2）进行必要的体格检查：检查呼吸频率、节律和血压，评估呼出气味、脱水程度、呕吐情况、神志状况等。完善常规检查与辅助检查，重点包括测血糖、血/尿酮体，以及检查血气分析（考查医学知识和医学技能实践）。

（3）第一时间判断病情并制订 DKA 的急诊治疗方案：心电监护、吸氧、开放静脉通路补液（正确选择补液类型、速度），后续结合化验结果等调整静

脉胰岛素的应用(量、速度),并识别和治疗相关并发症,如纠正电解质紊乱等(考查医学知识和医学技能实践)。

2. 次要目标

(1) 展示在急诊室治疗团队中有效的领导力(考查人际沟通技巧和职业素养)。

(2) 展示和病人正确解释病情的能力(考查临床实践技能和沟通能力)。

(二) 关键行为核查表

1. 基本问诊能力 问题应尽量简单扼要,在较短的时间内(建议在 10 分钟内)采集到酮症相关病史。①信息核对:床号、姓名。②确认主诉相关情况:多尿、多饮、多食、夜尿、体重减轻、腹痛、疲劳、恶心、呕吐、呼气有烂苹果味、精神萎靡;发病诱因:感染、生活习惯等。③慢性病史、手术史、糖尿病家族史、饮酒史。

2. 掌握重要的针对性查体方法 注意描述阳性体征:Kussmaul 呼吸、脱水程度(中度)、血压偏低、精神萎靡等。查体时要注意动作轻柔,适当安抚病人。

3. 复核常规检查和辅助检查 测血糖(并要求复核)、血酮和(或)尿酮体,检查血气分析、电解质、肾功能、血常规、心电图等。

4. 糖尿病酮症的急诊处理 ①心电监护;②吸氧;③开放静脉通路补液(正确选择补液类型、速度);④静脉胰岛素应用(量、速度);⑤识别和治疗相关并发症。

5. 学习如何向病人解释病情,获取病人的配合 因病人急性起病易情绪激动、不理解,因而要结合病人病史、查体及化验结果,用通俗易懂的语言耐心地向病人解释病情。因后续需频繁监测血糖、血气等,须告知病人频繁监测的必要性,取得病人的配合。

二、模拟场景设置

1. 环境 模拟场景可设置在内科急诊室。

2. 图像资料 在模拟场景中,当学员询问或有以下检查结果回报时,可显示在屏幕上或提供打印资料。

（1）血常规指标：正常。

（2）代谢功能全套指标（包括血糖、血气、肝肾功能、电解质）：静脉血糖（浓度为 31 mmol/L），动脉血气分析（pH 值＝7.2，HCO_3^- 浓度 13 mmol/L），血液生化指标（血钾浓度 3.7 mmol/L），其余指标均正常。

（3）尿常规指标：酮体阳性（＋＋＋），尿糖阳性（＋＋＋＋）。

（4）心电图：窦性心动过速。

（5）胸部 X 线或 CT 检查：正常。

3. 治疗室可用设施　①心电监护仪、供氧设备；②体检必需物品；③药物：标注为胰岛素注射液、生理盐水、5％葡萄糖输液袋。

4. 干扰项　无。

5. 演员角色

（1）标准化病人（SP）：男性，非肥胖，表现为虚弱无力，化妆成眼窝加深凹陷，神志清楚，能提供病史信息。

（2）急诊室护士：可接受医嘱，必要时可建立静脉通路并输液给药。护士具备一定的医学知识，必要时可给学员提示。

三、案例叙述

（一）模拟情境背景

今天你是内科急诊一线值班医生，现在时间是晚上 7:30，一位 20 岁的男性病人因主诉"纳差伴恶心、呕吐 2 日"而就诊。生命体征：体温 37.6℃，心率 98 次/分，呼吸 20 次/分，血压 90/60 mmHg，指末梢血氧饱和度 96％（未吸氧）；神志清楚，精神萎靡，眼窝凹陷，Kussmaul 呼吸，双肺呼吸音清，心律齐，腹部无压痛，下肢无水肿，四肢可自主活动。体重 70 kg。

（如果学员询问的是在 SP 上无法完成的体格检查，可以口述结果。）

病人 1 个月前在骑自行车时不慎左侧小腿撞到花坛的围栏，因伤口流血、疼痛于急诊清创缝合。伤口愈合慢，2 周前去外科门诊拆了线。

(二) 初始情境状态

SP 主动提供:

(1) 伤口现在基本快长好了。

(2) 本来胃口一直很好的,从前几天开始吃饭没有胃口,嘴巴里有股怪味,感觉没有力气,有时还会恶心,昨天到今天还吐过两次。

(3) 当时摔伤的时候还没这么没精神,现在伤口好不容易快好了,人反而越来越没精神了,这次的不舒服和那个伤口有关系吗?

(4) (得知血糖很高后)血糖怎么会这么高? 我年纪这么轻怎么会有糖尿病呢?

SP 被询问到相关问题后才提供:

(1) 两次呕吐物均为胃内容物,无褐色或血性物质,没有腹痛、腹泻,大便正常。

(2) 那次摔伤后处理了伤口,之后就一直在家休息,哪儿也没去过,前面四五天还觉得有点发热(没测体温),以为和伤口没长好有关系,就没有来医院看。现在感觉发热好点了,胃口却不好了。

(3) 最近一周晚上睡得不好,夜里起来上好几次厕所。

(4) 无慢性病史、手术史。

(5) 无糖尿病家族史。

(6) 无饮酒史。

急诊护士:

(接到学员相关指令后反馈告知学员,如无指令则无须告知。)

(1) 快速血糖仪检测显示毛细血管血糖为 30 mmol/L,并敦促学员处理。

(2) 心电图正常,或心电监护仪显示心律波形正常(预设)。

(3) 约 5 分钟后向学员提供化验检查结果书面报告。

(按照学员指令进行处理,在每项处理前均需要进行确认询问,处理后再次告知以确认相关处理措施已实施。)

(1) 现在还需要做什么处理措施吗? 需要开放静脉通路吗?

(2) 用何种补液? 何种规格? 添加药品名称及剂量? 补液速度?

（3）需要动态监测哪些指标？哪些需要我来做的？

（三）情境进一步变化

（根据学员处理流程情况布置场景进展。）

（1）若学员获取血气分析报告和血糖结果报告后于 5 分钟内未予静脉胰岛素治疗。病人可询问："怎么气越来越接不上了？"护士提示病人呼吸频率为 25 次/分，询问学员下一步治疗方案。

（2）若学员给予静脉胰岛素治疗剂量不足或胰岛素种类错误（正确参考：短效胰岛素 0.1 IU/(kg·h)），则提示：现在已经治疗了 2 小时了，刚复测毛细血管血糖为 28 mmol/L，询问学员下一步治疗方案。

（3）若学员给予静脉胰岛素治疗合理，则提示：现在已经治疗了 5 小时了，刚复测毛细血管血糖为 13 mmol/L，询问学员下一步治疗方案。

（4）若学员给予静脉胰岛素剂量过大，则提示：现在已经治疗了 3 小时了，刚复测毛细血管血糖为 8 mmol/L，询问学员下一步治疗方案。

（5）如学员给予液体量和（或）补液速度不足（第 1 小时少于 500 ml），则提示：现在已经治疗 1 小时了，而病人意识较前模糊，无尿，血压 80/50 mmHg，心率 120 次/分，呼吸频率 25 次/分，询问学员下一步治疗方案。

（6）如学员给予补液量过大和（或）补液速度过快（如第 1 小时补液量 >1 000 ml），则病人询问自己头好痛的原因。

（7）如学员未对病人进行补钾治疗，则病人询问："怎么手脚越来越没力气了，抬都抬不起来了？"

（根据学员的不同层次，对用药的详细程度可做不同程度的要求。）

四、导师笔记

DKA 是由于胰岛素严重缺乏和升糖激素不适当升高所致的严重代谢紊乱综合征，临床以高血糖、高血酮和代谢性酸中毒为主要表现。1 型糖尿病有发生 DKA 的倾向；2 型糖尿病亦可发生 DKA，尤其是以注射胰岛素为主控制血糖的病人；对于未诊断为糖尿病的人群，DKA 可为首发表现。

有技巧并耐心地解释病人病情恶化的原因。对于非本专业问题不要轻易回答。

1. DKA 的诱因　感染、急性疾病（心脑血管梗死等）、创伤或术后应激反应、近期糖皮质激素的应用等。

2. DKA 的临床特点和病理生理机制　①高血糖（胰岛素治疗依从性差、胰岛素抵抗）；②多尿、脱水（细胞外血糖升高）；③呼吸代偿、Kussmaul 呼吸（细胞内血糖降低—酮体生成—酸中毒）；④肌无力（细胞内低钾）；⑤头痛、意识障碍、抽搐（并发脑水肿）。

3. 实验室诊断　①高血糖，通常＞11 mmol/L；②血酮体≥3 mmol/L 或尿酮体阳性（＋＋或以上）；③酸中毒：动脉血气 pH 值＜7.3，HCO_3^-＜15 mmol/L。

4. 治疗

（1）原则：评估病情，建立静脉通路、尽快补液以恢复血容量、纠正失水状态，降低血糖，纠正电解质紊乱及酸碱平衡失调，同时积极寻找和消除诱因，防治并发症，降低病死率。

（2）补液：开通两路静脉通路。改善组织灌注使胰岛素生物效应充分发挥，酮症才会尽快消退。尽量口服补液，意识障碍者可鼻饲补液，消化道症状明显或有消化道出血的病人以静脉补液为主。速度：原则上先快后慢，随后的补液速度须根据病人的脱水程度、电解质水平、尿量、心功能、肾功能等进行调整。推荐在第一个 24 小时内补足预先估计的液体丢失量。种类：先盐后糖。在输液过程中应根据血压、心率、每小时尿量、末梢循环情况等调整输液速度和种类。

（3）血糖管理：短效胰岛素按 0.1 IU/（kg·h）的速度进行持续静脉输注，每小时监测血糖，通常平均每小时血糖下降 3 mmol/L，依据下降速度适当调整胰岛素剂量。一旦血糖低于 14 mmol/L，考虑将短效胰岛素的输注速度设为 0.05 IU/（kg·h）以避免发生低血糖和低钾血症。

（4）电解质管理：每小时复测血液中的钾离子水平。血钾＜5.5 mmol/L 并有足够尿量（＞40 ml/h）时即开始补钾。

（5）补碱：过度补碱可加重低血钾，引起脑细胞酸中毒及加重组织缺氧，诱发和加重脑水肿，所以在治疗酮症酸中毒时慎重补碱，原则上轻症病人不必补碱。

五、复盘方案

建议课程总时长为 50 分钟左右,建议预留 35 分钟用于复盘。在复盘过程中,推荐使用多媒体影像工具帮助复盘,将学员在场景中的表现进行摄像,在复盘开始时再播放,有助于回想和分析学员的表现。可围绕以下问题进行复盘。

(1)结合此病例分析糖尿病及酮症的识别要点有哪些?

(2)糖尿病酮症的急诊治疗原则有哪些?

(3)为什么说补液是治疗成功的关键环节?

(4)在治疗酮症酸中毒时慎重补碱的理由是什么?

(5)静脉应用小剂量胰岛素的主要目的是什么?

六、选读文献

英国糖尿病协会联合住院治疗组(JBDS - IP)发布的《成人糖尿病酮症酸中毒的管理》:选读酮症酸中毒的诊断、鉴别诊断、酮症酸中毒管理方案(严重程度评估、液体治疗方案)等章节。

7 上消化道出血——隐匿性失血警告

上消化道出血是指屈氏韧带以上(包括食管、胃、十二指肠和胰管、胆管)病变引起的出血,胃空肠吻合术后吻合口附近的空肠上段病变所致出血也属于此范围。大量出血是指在数小时内失血量超出 1 000 ml 或循环血容量的 20%,其主要临床表现为呕血和(或)黑便,往往伴有因血容量减少引起的急性周围循环衰竭,是常见的急症,病死率高达8%~13.7%。本课程旨在通过模拟在急诊室发生的上消化道出血急症病人的就医诊疗过程,让学员身入其境地掌握对上消化道出血的诊断治疗方法和临床沟通技巧。

一、教学目的

(一) 学习目标

1. 主要目标

(1) 通过对病人问诊和检查等实践正确识别上消化道出血的症状和体征,结合病情对上消化道出血病人进行鉴别诊断,与病人进行良好沟通并建立信任关系(考查医学知识和沟通能力)。

(2) 通过对病人的既往史进行分析,预防和治疗抗血小板聚集药物造成的消化道损伤(考查医学知识和病人看护能力)。

(3) 对于贫血、粪便隐血试验阳性的病人,能第一时间建议其至上级医院行胃镜检查(考查医学知识和沟通能力)。

2. 次要目标

（1）展示在急诊室治疗团队中有效的领导力（考查人际沟通技巧和职业素养）。

（2）展示正确申请会诊和协商转诊的能力（考查以人文沟通为基础的临床实践）。

（二）关键行为核查表

1. **基本问诊能力** 主要侧重于询问主诉相关情况及伴随症状，考虑病人处于急性发作的状况，所提的问题应尽量简单扼要，在较短的时间内（建议在 10 分钟内）能够采集到明确的上消化道出血相关病史、既往治疗经过及结果，不要遗漏其他既往史、一般情况、特殊用药、家族史。重点要询问抗血小板药物的服用病史。

2. **针对性查体** 贫血貌，巩膜无黄染，锁骨上淋巴结未及肿大，上腹有深压痛，无反跳痛，未及腹部肿块，胃振水音（＋）等。查体时要注意动作轻柔，适当安抚病人。

3. **鉴别诊断** 进一步检查鉴别上消化道出血诊断：血常规、粪便隐血试验、生化检查、弥散性血管内凝血指标检查。

4. **其他** 抗血小板聚集药物相关性消化道损伤：能及时判断出阿司匹林引起的消化道损伤（消化不良、溃疡出血、穿孔），用较为通俗的语言向病人及家属解释病情；两种抗血小板聚集药物（双抗）联合应用可引起出血风险增加，出血情况在服药 1 年内多发，在服药 3 个月时高发。

二、模拟场景设置

1. **环境** 模拟场景可设置在内科急诊室。

2. **图像资料**

在模拟场景中，当学员询问或有以下检查结果回报时，可显示在屏幕上或提供打印资料。

（1）血常规检查：白细胞计数 6.5×10^9/L，中性粒细胞占比 58%，血红蛋白 90 g/L，血小板计数 110×10^9/L。

（2）代谢功能指标（血糖、肝肾功能、电解质）：白蛋白水平为 34 g/L，尿素氮浓度为 8 mmol/L,肌酐浓度为 108 μmol/L,其余指标均正常。

（3）凝血功能指标以及心肌酶、脂肪酶水平均正常。

（4）粪便隐血试验:阳性(＋＋)。

（5）心电图检查:窦性心动过速。

（6）胸部 X 线片或 CT 检查:正常。

3. 治疗室可用设施

（1）心电监护仪。

（2）供氧设备。

（3）体检必需物品。

4. 干扰项　无。

5. 演员角色

（1）标准化病人(SP):可为男性或者女性,病人可化妆成贫血貌,看上去虚弱无力。步行入诊室,意识清醒,定向力准确。

（2）急诊室护士:可接受医嘱,必要时可建立静脉通路并输液给药。护士具备一定的医学知识,必要时可给学员提示。

三、案例叙述

（一）模拟情境背景

今天你在内科急诊室坐诊,一位 65 岁男性(或女性)来就诊。

主诉:乏力伴中上腹疼痛两周余,进行性加重。

既往史:高血压、冠心病史。

用药史:氯吡格雷片、阿司匹林。

过敏史:无。

家族史:无特殊。

个人史:吸烟 40 余年,已经戒烟。偶尔饮酒,无违禁药物服用史,无冶游史。

（注:根据学员的不同层次,可以酌情提供病史资料。考虑到高年级

学员应该可以询问出更完整的病史,因此对其预先提供的信息可以少一点。)

(二) 初始情境状态

清醒但身体不适的男性或女性病人。

生命体征:体温 36.8℃,心率 92 次/分,呼吸 16 次/分,血压 105/75 mmHg。

查体:神清、气平、轻度贫血貌,巩膜轻度苍白、无黄染,全身无瘀点、瘀斑。腹平软,中上腹按压不适,无反跳痛,无移动性浊音,肠鸣音 4 次/分。

(注:如果学员询问那些在 SP 身上无法完成的体格检查,护士可以向其口述结果。例如,直肠指检可以由护士口头报告。)

现病史由 SP 主动提供。

SP:"医生,我最近觉得越来越没有力气,有时中上腹还有点隐痛,现在头很晕,不知道啥原因,你帮我看看。"

(被询问后由 SP 提供。)

既往史和用药史:我心脏放过支架的,现在在吃硫酸氢氯吡格雷片和阿司匹林。既往有高血压史 6 年了,最高血压不超过 160/100 mmHg,平时吃 1 片苯磺酸氨氯地平片后血压控制得还好,血压约 125/75 mmHg,心率约 70 次/分。去年 6 月我出现胸闷、胸痛症状,去医院检查诊断为心绞痛,放了 2 个心脏支架,后来一直服用硫酸氢氯吡格雷片、阿司匹林直到现在。6 年前做过胃镜,诊断为萎缩性胃炎,但没用药。

个人史:吸烟史 40 余年,经皮冠脉介入术后戒烟;偶尔喝点红酒。既往无手术史和药物过敏史,其他病史无特殊。最近没有明显的腹部不适,胃口不错,每日排便一次,未注意大便性状。

(三) 情境进一步变化

(1) 大约半小时后,病人拿着检查报告来找医生继续就诊。血常规检查:白细胞计数 6.5×10^9/L,中性粒细胞占比 58%,血红蛋白 90 g/L,血小板计数 110×10^9/L;生化检查:白蛋白 34 g/L,尿素氮 8 mmol/L,肌酐 108 μmol/L,其余指标均正常;凝血功能正常;粪便隐血试验阳性(++)。

（2）学员如果第一时间建议病人至上级医院行胃镜检查,病人会表示抗拒,需要向其合理解释胃镜检查的必要性,尤其是以下情况时:①目前存在消化道出血情况;②长期服用两种抗血小板聚集药物(双抗),为消化道出血高危人群;③抗血小板聚集药物相关性消化道损伤,多见无痛性溃疡,可危及生命,出血率高,易穿孔;④既往胃镜检查:萎缩性胃炎,考虑存在幽门螺杆菌感染;⑤老年病人,需排除胃内其他原因,如肿瘤。

（解释后病人表示同意至上级医院检查。）

（3）在病人同意尽快接受胃镜治疗后,须给予其胃黏膜保护药,如铝碳酸镁片、吉法酯、瑞巴派特等;不建议首先给予质子泵抑制剂,因为服用质子泵抑制剂可能会掩盖微小恶性病变,可能导致幽门螺杆菌检测阴性。

（根据学员所处的不同层次,对用药的详细程度可做不同程度要求。）

（4）SP 的反应。

SP:“医生,检查结果你帮我看看,有问题吗?”

SP:“(听到要做胃镜)为什么要做胃镜啊? 我的胃没有什么不舒服,而且我以前做过了,没有问题。”

SP:“我现在力气都没有,做胃镜吃不消的,给我先吃药吧。”

四、导师笔记

（1）消化道出血的诊断。

（2）抗血小板聚集药物相关性消化道损伤的特点:阿司匹林的不良反应以上消化道损伤常见;双抗联合质子泵抑制剂治疗者常见下消化道出血;无痛性溃疡,以胃溃疡多见,易发生出血及穿孔。服药 12 个月内为损伤多发阶段,在服药 3 个月时达高峰;老年病人为抗血小板聚集药物相关性消化道损伤的高发人群;幽门螺杆菌感染可加重损伤;联合用药增加出血风险。

（3）内镜检查的必要性:①明确出血病灶位置;②排除其他上消化道病变的可能性;③必要时可取活检进行病理检查。

五、复盘方案

建议课程总时长为50分钟左右,建议预留30分钟用于复盘。在复盘过程中,推荐使用多媒体影像工具帮助复盘,将学员在场景中的表现进行摄像,在复盘开始时再播放,有助于回想和分析学员的表现。可围绕以下问题进行复盘。

(1) 上消化道出血的临床表现是什么?

(2) 抗血小板聚集药物相关性消化道损伤的特点有哪些?

(3) 是否有复查胃镜的必要性?

(4) 对场景的控制:如何劝服不肯做进一步检查的病人。

六、选读文献

中国医师协会急诊医师分会,中华医学会急诊医学分会,全军急救医学专业委员会,等.急性上消化道出血急诊诊治流程专家共识(2020 版)[J].中华急诊医学杂志,2021,30(1):15 - 24.

8 急性冠脉综合征——心肌在痛苦地挣扎

急性冠脉综合征(acute coronary syndrome，ACS)是指冠状动脉内不稳定的粥样硬化斑块破裂或糜烂，继而出血和血栓形成，引起冠状动脉不完全或完全梗阻，以致心肌供血严重不足的临床综合征。其涵盖了 ST 段抬高型心肌梗死(ST segment elevation myocardial infarction，STEMI)、非 ST 段抬高型心肌梗死(non-ST segment elevation myocardial infarction，NSTEMI)和不稳定型心绞痛(unstable angina pectoris，UAP)，其中 NSTEMI 与 UAP 合称非 ST 段抬高型急性冠脉综合征(non-ST-segment elevation acute coronary syndrome，NSTE-ACS)。ACS 的发病率在我国依然呈逐年增加的态势。本课程旨在通过模拟在急诊室发生的非 ST 段抬高型急性冠脉综合征急症病人的就医诊疗过程，让学员身入其境地掌握对上消化道出血的诊断治疗方法和临床沟通技巧。

一、教学目的

(一) 学习目标

1. 主要目标

(1) 通过对病人进行问诊和检查等实践，正确识别 NSTE-ACS 的症状和体征，结合病情对 ACS 病人进行鉴别诊断，与病人进行良好沟通并建立信任关系(考查医学知识和沟通能力)。

（2）通过实践操作，完成 NSTE - ACS 的急诊处理，掌握十八导联心电图检查的必要性（考查医学知识）。

（3）通过心电监护仪模拟导联图形，以及病人的症状，识别不稳定室性心动过速，通过实践操作掌握室性心动过速的急诊处理流程、电复律操作（考查医学知识）。

（4）对于 ACS 病人能第一时间联系心内科会诊及紧急转诊导管室（考查医学知识和团队协作沟通能力）。

2. 次要目标

（1）展示在急诊室治疗团队中有效的领导力（考查人际沟通技巧和职业素养）。

（2）展示正确申请会诊和协商转诊的能力（考查以人文沟通为基础的临床实践）。

（二）关键行为核查表

1. 基本问诊能力　询问主诉相关情况及伴随症状，采集明确的 ACS 相关病史、既往治疗经过及结果；既往史、一般情况、特殊用药史、家族史。

2. 针对性查体　心率、血压、心肺功能检查。

3. 进一步检查鉴别 ACS 诊断　心电图（10 分钟内完成并正确解读报告）、心肌酶谱、肌钙蛋白、弥散性血管内凝血指标、血糖、肝肾功能。

4. ACS 的急诊处理　开放静脉通路、抗凝药物（低分子肝素皮下注射）、抗血小板聚集药物（阿司匹林 300 mg 嚼服，氯吡格雷 300 mg 嚼服）、β受体阻滞剂、他汀类药物、硝酸酯类药物等的及时应用。

5. 十八导联心电图检查的必要性　十八导联心电图可用于判断有无后壁心肌梗死，适用于十二导联心电图的胸前导联中存在 ST 段压低时。

6. 室性心动过速的判断及电复律处理　及时联系心内科会诊行经皮冠状动脉介入术。

二、模拟场景设置

1. 环境　模拟场景可设置在内科急诊室。

2. 图像资料　在模拟场景中，当学员询问或有以下检查结果回报时，可显示在屏幕上或提供打印资料。

（1）血常规指标：白细胞计数 $6.5×10^9$/L，中性粒细胞占比 58%，血红蛋白 120 g/L，血小板计数 $110×10^9$/L。

（2）代谢功能全套指标（血糖、肝肾功能、电解质）：血清白蛋白 45 g/L，血尿素氮 8 mmol/L，血肌酐 108 μmol/L，血糖 8.8 mmol/L，肌酸激酶同工酶 6.7 μg/ml，肌钙蛋白 0.3 ng/ml，其余指标均正常。

（3）凝血功能正常，心肌酶和脂肪酶活性正常。

（4）心电图检查：多胸导联 ST 段压低，T 波倒置。

（5）胸部 X 线或 CT 检查：正常。

3. 治疗室可用设施　①心电监护仪；②心电图设备；③供氧设备；④抢救车及相应模拟药物、静脉补液设备；⑤体检必需物品。

4. 干扰项　无。

5. 演员

（1）标准化病人（SP）：男性或者女性中老年病人，步行入诊室。

（2）急诊室护士：可接受医嘱，必要时可建立静脉通路并输液给药。护士具备一定的医学知识，必要时可给学员提示。

三、案例叙述

（一）模拟情境背景

今天你是急诊当班医生，现在时间是早晨 6:00，一位中老年病人步行入急诊室就诊。

主诉：胸闷不适 6 小时。

既往史：高血压、糖尿病史。

用药史：氨氯地平片、阿卡波糖、格列吡嗪。

过敏史：无。

家族史：无特殊。

个人史：吸烟 40 余年，3 年前戒烟，无饮酒史，无违禁药物服用史，无冶游史。

（注：根据学员的不同层次，可以酌情提供病史资料。考虑到高年级学员应该可以询问出更完整的病史，因此对其预先提供的信息可以少一点。）

（二）初始情境状态

SP 是一名中年男性病人。

生命体征：体温 37.2 ℃，心率 96 次/分，呼吸 16 次/分，血压 156/92 mmHg。

查体：神清，气平，无贫血貌，巩膜无苍白、无黄染，全身无瘀点和瘀斑。两肺呼吸音粗，未及啰音，心律齐，无杂音。腹平软，无压痛，无反跳痛，移动性浊音（一），肠鸣音 4 次/分。

（注：如果学员询问那些在 SP 身上无法完成的体格检查，护士可以向其口述结果。例如，直肠指检可以由护士口头报告。）

SP 主动提供："医生，我现在胸闷不舒服，昨天晚上睡下去没觉得不舒服，半夜起来上了趟厕所回来后就觉得胸闷了，吃了两粒保心丸后好像稍微好了点，天快亮的时候又感觉闷了，像石头压着一样，就赶紧来医院了。"

SP 被询问后提供：无咳嗽、无咳痰（鉴别呼吸系统疾病，如慢性阻塞性肺疾病、气胸）；左侧肩膀有点痛；痛得有点恶心，无呕吐。既往有高血压史十几年了，最高血压不超过 160/100 mmHg，平时吃 1 片氨氯地平（以相应商品名替代，如络活喜）能将血压控制得还好；有糖尿病史五六年了，平时吃阿卡波糖、格列吡嗪（以相应商品名替代，如瑞易宁），血糖也还可以，平时偶尔测一测空腹手指末梢血糖，一般在 8 mmol/L 左右；既往有吸烟史，3 年前戒烟，无饮酒史。哥哥有心肌梗死史。既往无手术史及药物过敏史，其他病史无特殊。

（三）情境进一步变化

（1）10 分钟后心电图示多胸导联 ST 段压低，T 波倒置。

（2）病人心电监护突然恶化为单形性室性心动过速，伴外周动脉搏动微弱。学员须立即进行心肺复苏及电复律判断与操作。

（3）半小时左右，病人检查结果：白细胞计数 $6.5 \times 10^9/L$，中性粒细胞占比 58%，血红蛋白 120 g/L，血小板计数 $110 \times 10^9/L$；血清白蛋白 45 g/L，血尿素氮 8 mmol/L，血肌酐 108 μmol/L，血糖 8.8 mmol/L，肌酸激酶同工酶 6.7 μg/mL，肌钙蛋白 0.3 ng/ml，其余指标均正常。

（4）立即联系心内科，待病人病情稳定后将其转入导管室。

SP：“医生，我感觉不舒服。”（然后逐渐意识丧失。）

四、导师笔记

1. NSTE - ACS 的早期识别及处理

（1）10 分钟内完成首份心电图（普通）报告，行心电监护。

（2）基本常规生化检查：包括肌钙蛋白（最好是高敏肌钙蛋白）或心肌酶谱（肌酸激酶同工酶）、电解质、血糖、肝肾功能指标、弥散性血管内凝血指标（凝血功能、D-二聚体）等。

（3）当十二导联心电图的胸前导联中存在广泛 ST 段压低时，应立即完成十八导联心电图，以判断有无后壁心肌梗死。

（4）及时开放静脉通路，采用药物治疗，包括抗凝药物（低分子肝素皮下注射）、抗血小板聚集药物（阿司匹林 300 mg 嚼服，氯吡格雷 300 mg 嚼服）、β受体阻滞剂、他汀类药物、硝酸酯类药物等。

2. 心动过速的急诊处理　判断意识，识别心动过速，及时进行心肺复苏，除颤仪到位。

（1）若进行同步电复律，则心率恢复至 110 次/分，呼吸 12 次/分，血压 104/63 mmHg，血氧饱和度 98%，进一步转入心导管室进行处理。

（2）若进行非同步电复律，或未电复律，或电复律＜100 J，则显示室颤，呼吸 0，血压 0，血氧饱和度测不出。

（3）若在上述（2）的基础上，学员再次选择电除颤，则心率恢复至 107 次/分，呼吸频率 10 次/分，血压 111/72 mmHg，血氧饱和度 98%，进一步转入导管室。

（4）若在上述（2）的基础上仍未电除颤，则案例结束。

五、复盘方案

建议课程总时长为 50 分钟左右,建议预留 30 分钟用于复盘,可围绕以下问题进行复盘。

(1)ACS 的早期识别及一般处理。

(2)十八导联心电图检查的必要性。

(3)室性心动过速的急诊处理。

(4)推荐使用的复盘工具:在课程中可采用多媒体影像的方法,将学员在场景中的表现进行摄像,在复盘开始时再播放,有助于回想和分析学员的表现。

六、选读文献

中国医师协会急诊医师分会,国家卫健委能力建设与继续教育中心急诊学专家委员会,中国医疗保健国际交流促进会急诊急救分会. 急性冠脉综合征急诊快速诊治指南(2019)[J]. 中华急诊医学杂志,2019,28(4):421 - 428.

9 带状疱疹——生命中无法承受之痛

带状疱疹是由水痘-带状疱疹病毒引起的急性感染性皮肤病。对此病毒无免疫力的儿童被感染后,发生水痘。部分病人被感染后成为带病毒者而不发生症状。由于此病毒具有亲神经性,感染后可长期潜伏于脊髓后根神经节的神经元内,当抵抗力低下或劳累、感染、感冒时,病毒可再次生长繁殖,并沿神经纤维移至皮肤,使受侵犯的神经和皮肤产生强烈的炎症。本教程旨在通过模拟在门诊诊室接诊带状疱疹病人的就医诊疗过程,让学员身入其境掌握对带状疱疹及由其引起的神经痛的诊断治疗方法和临床沟通技巧。

一、教学目的

(一) 学习目标

1. 主要目标

(1) 问诊:能进行有针对性的问诊,仔细询问疼痛的诱因、部位、性质、程度、持续时间,以及起病前后身体有无其他不适、是否服用药物。能使用视觉模拟量表评估疼痛强度。在询问既往史时需要追问水痘病史(考查基本问诊能力和沟通能力)。

(2) 体格检查:进行有针对性的体格检查,发现病人皮肤异常(水疱),判断水疱沿神经带分布生长,检查神经系统(考查基本体检能力和医学知识)。

(3) 掌握带状疱疹的诊断标准。正确诊断带状疱疹以及由其引起的神经痛(根据病史及体格检查即能诊断为典型的带状疱疹,无须特殊实验室检查(考查医学知识)。

(4)治疗:掌握带状疱疹及神经痛的治疗原则(考查医学知识)。

2. 次要目标

展示正确向病人解释病情和协商治疗的能力(考查以系统为基础的临床实践)。

(二)关键行为核查表

1. 基本问诊能力   询问疼痛的诱因、部位、性质、程度、持续时间,确认起病前后身体有无其他不适、是否服用药物。询问既往史,重点注意水痘史。能使用视觉模拟量表评估疼痛强度(病人设定为 7 级疼痛)。

2. 针对性查体   体检是否有针对性,是否视诊、触诊疼痛区域,简单扼要地进行神经系统检查。

3. 诊断   正确诊断带状疱疹以及由其引起的神经痛(根据病史及体格检查即能诊断为典型的带状疱疹,无须特殊实验室检查)。

4. 治疗

(1)疼痛管理,缓解急性期疼痛。可首选非甾体类镇痛药(向病人解释既往服用布洛芬无效的原因),针对本例中严重的神经痛,可加用低效力麻醉性镇痛药物,如曲马多每天 $200\sim400\,\mathrm{mg}$,以及抗癫痫药物加巴喷丁每天 $900\sim2\,400\,\mathrm{mg}$,可考虑合用局部神经阻滞镇痛。

(2)若病人年龄>50 岁,应考虑对其尽早予以抗病毒治疗,预防及降低后遗神经痛。优先考虑以口服药物治疗为主,阿昔洛韦每日 5 次,每次 $400\,\mathrm{mg}$,连续服用 7 天。可加用糖皮质激素泼尼松每天 $30\,\mathrm{mg}$,连续 7 天,但需要与抗病毒治疗同时使用,不可单独应用糖皮质激素。

(3)局部用药限制皮损的扩散,缩短皮疹愈合时间(炉甘石洗剂)。

二、模拟场景设置

1. 环境   模拟场景可设置在全科门诊内,时间为上午 9:30。

2. 模拟人   可用真人扮演标准化病人(SP)接受病史询问,体检在模拟人身上完成。

3. 图像资料 在模拟场景中,学员可不要求实验室检查,但当学员询问或有以下检查结果回报时,可显示在屏幕上或提供打印资料。

(1) 基本生命体征:指末梢血氧饱和度 99%(未吸氧),体温 36.5 ℃,心率 82 次/分,呼吸频率 18 次/分,血压 125/75 mmHg。

(2) 血常规指标:白细胞计数 6.5×10^9/L,中性粒细胞占比 58%,血红蛋白 129 g/L,血小板计数 110×10^9/L。

(3) 代谢功能全套指标(包括血糖、肝肾功能指标、电解质):均正常。

(4) 凝血功能指标、心肌酶和脂肪酶活性均正常。

(5) 心电图检查:窦性心律。

(6) 胸部 X 线或 CT 检查:均正常。

4. 治疗室可用设施 ①心电监护仪;②供氧设备;③体检必需物品。

5. 干扰项 无。

6. 演员角色

(1) SP:可为 65 岁男性。病人看上去有痛楚面色,但意识清醒,定向力准确。右侧或者左侧腰部可特效化妆带状疱疹样水疱(必须单侧),或者在模拟人身上完成化妆。

(2) 护士:可接受医嘱,必要时可给学员提示。

三、案例叙述

(一) 模拟情境背景

今天你是全科门诊医生,现在时间是上午 9:30,这时步入一位 65 岁的男性病人,自诉腰部疼痛难忍。

过敏史:无。

家族史:无特殊。

个人史:不吸烟,偶尔饮酒,无违禁药物服用史,无冶游史。

(根据学员的不同层次,可以酌情提供病史资料。考虑到高年级学员应该可以询问出更完整的病史,因此对其预先提供的信息可以少一点。)

(二) 初始情境状态

SP:"医生啊,我快疼死了,都三天了!"

SP 被询问后提供病史:"什么也没干过,就莫名其妙左边腰和背这里疼起来了,三天了呀,一直都疼,像刀割一样火辣辣地疼,根本不敢用手碰上去,一碰就疼。疼得我晚上睡也睡不着。今天好像还长了什么东西的样子,前几天还没有的。右边倒是一点也没有,也不疼,其他地方也没有疼。"

被追问后 SP 回答:"疼起来的前几天,有点小感冒的样子,有点发热,吃不下饭。"

被追问药物史后,SP 回答:"吃过 2 粒布洛芬,好像也没什么用,就来医院看病了。"

被追问既往史后,SP 回答:"平时身体还可以的,没什么特别的毛病。"

体检配合暴露左侧腰背部,被碰触左腰背部时表现出拒触,出现疼痛加剧的症状。医生提示腰背部有水疱,SP 说:"啊,我后面原来是长了水疱啊,一碰就疼,我以前很小的时候长过水痘。"

医生给出诊断后,SP 提问:"你什么检查都不给我做就知道我的病了?我真的是这个毛病吗?"

经解释后,SP 再次提问:"医生,我这个会一直疼下去吗? 会好吗?"

医生解释治疗方案后,SP 说:"好的,那我回去试试。"

体检可在模拟人身上完成。

四、导师笔记

(一) 带状疱疹诊断标准

水痘-带状疱疹病毒初次感染引起水痘,愈合后残留的病毒潜伏于脊神经后根及颅神经的神经节中,当针对水痘-带状疱疹病毒的特异性的细胞免疫下降时,病毒重新复活引起带状疱疹。带状疱疹发病的基本特点是:随着年龄的增加以及疾病、药物等对细胞免疫的损害,其发病率呈显著增长趋势。50 岁以上的带状疱疹病人及免疫功能低下的人,其生活质量可能会明显下降。带状疱疹的发生风险随年龄增长而增加,高龄之所以成为带状疱疹发病重要的危险因素,可能是因为随着年龄增长,机体免疫力逐步减弱。此外,任何原因导致的免疫功能缺陷,如白血病、骨髓移植、HIV感染等,都会大大增加带状疱疹的发病风险。

带状疱疹的临床过程是多变的。通常在儿童和年轻的成人中症状较轻。典型的带状疱疹有前驱症状,可引起头痛、畏光等不适,通常很少发热,皮肤感觉异常和不同程度的疼痛是最常见的症状。这些症状可以出现于带状疱疹起疹前数天到数周。疼痛可为烧灼痛、刺痛、搏动痛或电击样疼痛。触觉敏感性改变、微小刺激引发的疼痛、剧烈瘙痒也不少见。

带状疱疹皮损一般呈单侧分布,发生于一至两个相邻的皮区,疱疹群之间的皮肤正常,整个病变呈带状分布倾向,不越过躯体中线。少数皮损可发生于主要皮区或相邻皮区以外。罕见数个皮区不对称受累,即身体的两侧均出疹。皮疹最初表现为不对称的、单侧的红斑或斑丘疹,通常于12～24小时内出现成簇的小水疱,疱液清,内含高浓度水痘-带状疱疹病毒。2天后水疱融合,第3天水疱可变浑浊,经过7～12天干涸。免疫正常者,皮损持续至结痂消失的时间通常为2～3周。局部淋巴结常肿大,有压痛。偶见免疫缺陷者呈慢性病程,皮肤改变可持续数月,可反复出现小水疱。

多数病人被感染的皮区都有出疹。仅出现红斑、丘疹而不发生水疱即消退,称为"顿挫型带状疱疹"。一些没有皮区疼痛症状的人,也会在出疹时或出疹后几天内出现疼痛症状。极少数病人在前驱期后仅有皮区疼痛,而无皮疹,称为"无疹型带状疱疹"。

带状疱疹可发生于任何皮区,但最常见的是胸神经和颅神经支配的皮区。其中胸神经分布区受累占50%～56%。颅神经,如三叉神经及其他颅神经(第7、8颅神经)分布区受累约占20%。腰段、骶段很少受累,受累频率依次递减,分别为15%和2%。

准确诊断是首要的。带状疱疹的症状和体征非常有特点,足以帮助做出准确的临床诊断。一旦看到不对称皮区的皮疹和簇集的水疱即可诊断为带状疱疹。其他临床诊断要点包括:发疹前有全身不适、乏力等前驱症状;患处有神经痛、皮肤感觉过敏等;皮疹按神经支配区域分布,呈单侧性、不过躯体中线;病程有自限性,2～3周,愈后可有色素改变或瘢痕。

带状疱疹应与单纯疱疹、不同形式的丹毒（出血性丹毒和大疱性丹毒）、接触性皮炎、虫咬皮炎、脓疱疮、大疱性皮肤病（如大疱性类天疱疮、疱疹样皮炎）等相鉴别。

有局部疼痛或皮肤感觉异常而无皮疹的病人（例如在出疹之前或无疹型带状疱疹病例），可能先被误诊为肾结石、胆结石或心绞痛等，直到带状疱疹皮疹出现，才能做出正确的诊断。

（二）带状疱疹治疗原则

带状疱疹的治疗原则和目标是缓解急性期疼痛，限制皮损的扩散，缩短皮损持续时间，预防或减轻带状疱疹后神经痛（postherpetic neuralgia，PHN）及其他急性或慢性并发症。

1. 抗病毒治疗

1）抗病毒治疗的指征　带状疱疹是一种自限性疾病，即使不进行抗病毒治疗，不伴危险因素的躯干带状疱疹及年轻病人四肢的带状疱疹通常也能自愈，且没有并发症。然而，对于上述范围以外的病人，抗病毒治疗能缩短病程，并能降低 PHN 的发生率、严重程度及持续时间。

早期进行系统性抗病毒治疗的指征有：年龄＞50 岁、免疫功能低下或缺陷、有恶性原发性疾病、颅神经受累（特别是眼带状疱疹和耳带状疱疹），以及伴有严重的特应性皮炎或严重湿疹。

此外，如果皮疹发生超过一个皮区、有出血性皮损和（或）黏膜受累，也应接受系统性抗病毒治疗。带状疱疹系统性抗病毒治疗的紧急适应证：①年龄＞50 岁的病人任一部位的带状疱疹；②所有年龄病人的头/颈部带状疱疹；③躯干/四肢严重的带状疱疹；④免疫功能低下或缺陷病人的带状疱疹；⑤伴有严重特应性皮炎或严重湿疹病人的带状疱疹。带状疱疹系统性抗病毒治疗的相对适应证：年龄＜50 岁的病人躯干、四肢的带状疱疹。

2）抗病毒治疗的时机　系统性抗病毒治疗应尽早进行，即尽可能在皮肤症状出现后的 48～72 小时内开始。须迅速达到并维持抗病毒药的有效浓度，才能获得最佳的治疗效果。

下述情况下，即使在皮肤症状出现 72 小时后，也可以开始系统性抗病毒治疗：有内脏器官受累的播散性带状疱疹、持续性眼带状疱疹和耳带状疱疹,以及免疫功能缺陷病人。

即使在症状出现后的 72 小时后给药,抗病毒药仍然对预防 PHN 有益。

3) 抗病毒药　共有 3 种系统性抗病毒药可被应用于带状疱疹的治疗:阿昔洛韦、伐昔洛韦和泛昔洛韦。这 3 种药都是鸟嘌呤腺苷类似物,对病毒有特殊的亲和力,但对哺乳动物宿主细胞毒性低。

(1) 阿昔洛韦:进入被病毒感染的细胞后,与脱氧核苷竞争病毒胸苷激酶或细胞激酶,被磷酸化成活化型阿昔洛韦三磷酸酯,然后通过两种方式抑制病毒复制:①干扰病毒 DNA 聚合酶,抑制病毒的复制;②在 DNA 聚合酶作用下,与增长的 DNA 链结合,引起 DNA 链的延伸中断。阿昔洛韦既能口服,又能静脉滴注给药。口服给药方法为:每日 5 次,每次 400 mg,服用 7 天。阿昔洛韦静脉给药是治疗免疫受损病人带状疱疹的标准疗法,剂量为 5~10 mg/kg,静脉滴注,每日 3 次。给药期间应给予病人充足的水,防止阿昔洛韦在肾小管内沉淀,对肾功能造成损害。

(2) 伐昔洛韦:是阿昔洛韦的前体药物,只能口服,口服吸收快,并在胃肠道和肝脏内迅速转化为阿昔洛韦,其生物利用度是阿昔洛韦的 3~5 倍,并且药代动力学比阿昔洛韦更好,服用方法也更简便:每天 2 次,每次 0.3 g,服用 7 天。与阿昔洛韦相比,能明显减轻带状疱疹急性疼痛、降低 PHN 的发生率及缩短发病持续时间。

(3) 泛昔洛韦:是喷昔洛韦的前体药物,只能口服,口服后在胃肠道、血液中和肝脏内迅速转化为喷昔洛韦,在细胞内维持较长的半衰期。期间,病毒胸苷激酶将喷昔洛韦磷酸化成单磷酸喷昔洛韦,后者再由细胞激酶将其转化为三磷酸喷昔洛韦。三磷酸喷昔洛韦通过与三磷酸鸟苷竞争,抑制病毒 DNA 聚合酶活性,从而选择性抑制病毒 DNA 的合成和复制。泛昔洛韦的给药方法为:每天 3 次,每次 250 mg,服用 7 天。同伐昔洛韦一样,泛昔洛韦是口服治疗无并发症带状疱疹最常应用的抗病毒药物。泛昔洛韦对免疫力正常病人的带状疱疹急性疼痛及 PHN 的治疗效果与伐昔洛韦相似。

对肾功能受损的病人,要相应调整静脉用阿昔洛韦的剂量,以及口服阿昔洛韦、伐昔洛韦及泛昔洛韦的剂量。

2. 糖皮质激素疗法　在带状疱疹急性发作早期的治疗中,系统应用大剂量糖皮质激素可以抑制炎症过程,缩短急性疼痛的持续时间和皮损愈合时间,但对慢性疼痛(如 PHN)基本无效。在无系统性抗病毒治疗时不推荐单独使用糖皮质激素,一般应用泼尼松(每日 30 mg,疗程为 7 天)。对 50 岁以上、相对健康的局部带状疱疹病人,抗病毒药和糖皮质激素联合治疗能提高病人的生活质量。

3. 神经痛的治疗　应采用阶梯治疗方案。治疗过程中要注意个体化差异及药物不良反应。必要时应就诊于疼痛门诊。

(1) 第一步:非甾体类镇痛药。如对乙酰氨基酚每日 1.5～5 g。阿司匹林用于治疗神经痛的作用有限,布洛芬则无效。

(2) 第二步:加服低效力的麻醉性镇痛药(如曲马多,每日 200～400 mg,可待因每日 120 mg)。

(3) 第三步:除"外周"止痛剂外,还可给予高效力的中枢阿片类物质(如:丁丙诺啡每日 1.5～1.6 mg;口服吗啡每日 30～360 mg)。最后一步适用于对基本治疗方法反应不佳的病人。

对严重的神经痛,可以将第一步或第二步联合一种抗癫痫药(如卡马西平每日 400～1 200 mg,加巴喷丁每日 900～2 400 mg)。抗癫痫药能减轻针刺样痛,但对持续性疼痛无效。抗抑郁药(如阿米替林每日 10～75 mg)及神经镇静药(如甲氧异丁嗪每日 20～150 mg)也可能有效,尤其对老年病人而言。阿米替林是治疗 PHN 的标准疗法,60 岁以上的带状疱疹病人可从每日 25 mg 起始,在 2～3 周内逐渐增至每日 50～75 mg。去甲替林与阿米替林的止痛作用相似,但不良反应更少。

除口服药物外,还可局部外用利多卡因凝胶治疗带状疱疹急性疼痛,使用方便,且无全身不良反应。辣椒碱可以影响疼痛传递因子 P 物质的释放、合成与贮藏。辣椒碱软膏外用,通过减少 P 物质,从而实现镇痛和止痒的功效。此外,还可尝试用局部麻醉剂阻滞交感神经、经皮神经电刺激等治疗方法。个别病例可采取神经外科治疗。

4. 局部治疗　可以局部用 3% 硼酸溶液或冷水湿敷进行干燥和消毒,每日数次,每次 15～20 分钟。水疱少时可涂炉甘石洗剂。在病程晚期,可以外用聚维酮碘、呋喃西林、苯扎氯铵溶液湿敷,去除结痂,预防继发感染。

5. 物理治疗　半导体激光、氦氖激光照射等均可作为带状疱疹的辅助治疗方法。

五、复盘方案

(1)对疼痛病人进行问诊与体检的技巧及注意事项。

(2)带状疱疹及神经痛的诊疗原则,特别是抗病毒治疗的时机与用药原则。

10 社区获得性肺炎——咳咳咳咳咳不完

成人社区获得性肺炎（community-acquired pneumonia，CAP）是指在医院外罹患的肺实质（含肺泡壁，即广义上的肺间质）炎症，包括具有明确潜伏期的病原体感染在入院后于潜伏期内发病的肺炎。社区获得性肺炎在全球所有年龄组都有较高的发病率和死亡率，是医疗卫生资源的主要负担之一。本课程旨在通过模拟在急诊室就诊的社区获得性肺炎病人的就医诊疗过程，让学员身入其境地掌握对社区获得性肺炎的诊断治疗方法和临床沟通技巧。

一、教学目的

（一）学习目标

1. 主要目标

（1）通过对病人进行问诊和检查，正确识别社区获得性肺炎的症状和体征，同时与病人进行良好沟通并建立信任关系（考查医学知识和沟通能力）。

（2）完善必要的检查项目，对社区获得性肺炎进行诊断及严重度判断（考查医学知识）。

（3）掌握对社区获得性肺炎应用抗生素进行治疗的方法（考查医学知识）。

（4）呼吸困难的诊断与鉴别诊断（考查医学知识）。

（5）辅助通气的判断及有创操作前谈话（考查医学知识和沟通能力）。

2. 次要目标

(1) 展示在急诊室治疗团队中有效的领导力(考查人际沟通技巧和职业素养)。

(2) 展示有效的医患沟通能力(考查以人文沟通为基础的临床实践能力)。

(二) 关键行为核查表

1. **基本问诊能力** 询问主诉相关情况及伴随症状,采集明确的社区获得性肺炎相关病史;既往史、一般情况、特殊用药、家族史(考查沟通能力和医学知识)。

2. **针对性查体** 生命体征和心肺功能检查(考查沟通能力和医学知识)。

3. **诊断及鉴别诊断的相关必要检查** 血常规、血清生化指标、血气分析、胸部 CT、心电图、脑利尿钠肽(brain natriuretic peptide,BNP)、心肌酶谱、肌钙蛋白等检查,并向病患及家属解释检查的必要性(考查医学知识和沟通能力)。

1) 社区获得性肺炎的诊断

(1) 社区发病。

(2) 肺炎相关临床表现:①新近出现的咳嗽、咳痰或原有呼吸道疾病症状加重,伴或不伴脓痰、胸痛、呼吸困难及咯血;②发热;③肺实变体征和(或)闻及湿啰音;④外周血白细胞计数$>10\times10^9/L$ 或$<4\times10^9/L$,伴或不伴细胞核左移。

(3) 胸部影像学检查显示新出现的斑片状浸润影、叶或段实变影、磨玻璃影或间质性改变,伴或不伴胸腔积液。

符合(1)、(3)及(2)中任何 1 项,并排除肺结核、肺部肿瘤、非感染性肺间质性疾病、肺水肿、肺不张、肺栓塞、肺嗜酸性粒细胞浸润症及肺血管炎等后,可临床诊断(考查医学知识)。

2) 重症肺炎的判断 符合下列 1 项主要标准或≥3 项次要标准者。

(1) 主要标准:①需要气管插管行机械通气治疗;②脓毒症休克,经积极液体复苏后仍需要血管活性药物治疗。

(2) 次要标准:①呼吸频率≥30 次/分;②氧合指数(SpO_2/FiO_2:$FiO_2=21+4\times$吸氧流量 L/min)≤250 mmHg;③多肺叶浸润;④意识障碍

和(或)定向障碍;⑤血尿素氮≥7.14 mmol/L;⑥收缩压<90 mmHg 时需要积极的液体复苏。

4. 抗生素的应用并开具医嘱　判断病情严重程度。

(1) 对于需要住院的社区获得性肺炎病人,推荐单用 β-内酰胺类药物或联合多西环素、米诺环素、大环内酯类药物或单用呼吸喹诺酮类药物。

(2) 对于需要入住 ICU 的无基础疾病的罹患重症社区获得性肺炎的青壮年病人:①青霉素类/酶抑制剂复合物、三代头孢菌素或其酶抑制剂复合物、厄他培南等碳青霉烯类联合大环内酯类药物;②青霉素类/酶抑制剂复合物、三代头孢菌素或其酶抑制剂复合物、厄他培南等碳青霉烯类联合呼吸喹诺酮类药物(考查医学知识)。

5. 重症肺炎病人突发气促的进一步处理　判断病情、鉴别诊断、复查血气、床边胸片、开放静脉通路,及时联系麻醉科医生进行气管插管,行辅助通气。

二、模拟场景设置

1. 环境　模拟场景一设置在内科急诊或呼吸科门诊;模拟场景二设置在呼吸科病房。

2. 图像资料　在模拟场景中,当学员询问或有以下检查结果回报时,可显示在屏幕上或提供打印资料。

(1) 血常规指标:白细胞计数 15.43×10⁹/L,中性粒细胞占比 82.3%,血红蛋白 140 g/L,血小板计数 110×10⁹/L。

(2) 代谢功能全套(血糖、肝肾功能、电解质):血清白蛋白 45 g/L,血尿素氮 6.7 mmol/L,血肌酐 121 μmol/L,血糖 6.5 mmol/L,其余指标均正常。

(3) 凝血功能指标:心肌酶谱、肌钙蛋白、脑利尿钠肽均正常。

(4) 血气分析:pH 值 7.45,$PaCO_2$ 57.9 mmHg,PaO_2 60.6 mmHg。

(5) 胸部 CT:两肺感染,左下肺为甚。

3. 治疗室可用设施　①心电监护仪;②心电图设备;③供氧设备;④抢救车及相应模拟药物、静脉补液设备;⑤体检必需物品。

4. 干扰项　无。

5. 演员角色

（1）标准化病人（SP）：老年男性或女性病人，有中青年男性或女性家属陪同。

（2）急诊室护士：可接受医嘱，必要时可建立静脉通路并输液给药。护士具备一定的医学知识，必要时可给学员提示。

三、案例叙述

（一）模拟情境背景

今天你是急诊/门诊当班医生，现在有一位 69 岁男性病人由家属推入诊室就诊。

主诉：咳嗽、咳痰 10 天伴气促 3 天。

查体：体温 37.2℃，心率 112 次/分，呼吸频率 30 次/分，血压 150/90 mmHg。神清、气促，面色潮红，口唇发绀，两肺呼吸音低，未及明显干、湿啰音。

既往史：否认慢性病史。

用药史：无。

过敏史：无。

家族史：无特殊。

个人史：吸烟 50 余年，近年来每天 4～5 支，无饮酒史，无违禁药物服用史，无冶游史。

（注：根据学员的不同层次，可以酌情提供病史资料。考虑到高年级学员应该可以询问出更完整的病史，因此对其预先提供的信息可以少一点。）

（二）初始情境状态

【模拟场景一】

病人由家属推入诊室就诊。

生命体征：体温 37.2℃，心率 112 次/分，呼吸频率 30 次/分，血压

150/90 mmHg。

查体:神清、气促,面色潮红、口唇发绀,两肺呼吸音低,未及明显干、湿啰音。

(注:如果学员询问那些在 SP 身上无法完成的体格检查,护士可以向其口述结果。例如,直肠指检可以由护士口头报告。)

SP 家属主动提供:病人 10 天前受凉了,然后开始咳嗽、咳痰,痰是黄色的,很难咳出来,夜里咳嗽比较厉害,吃点治疗咳嗽的药还可以好点,但是 3 天前咳嗽越来越重了,咳不出痰。

SP 被询问后提供:穿衣服时也有气喘,夜里睡平就透不过气来,要垫 3 个枕头才能好点。

SP 家属:病人平时身体一直很好,从来不看病。以前很爱吸烟,近几年吸烟少点了,每天吸烟 4～5 支。既往没有药物过敏,没有得过肺部疾病。

询问病史过程中,SP 家属:医生你快点,病人气急,快给他处理。(听到医生要求化验检查后)为什么要做那么多检查?

(三) 情境进一步变化

(1) 病人检查回来,家属急切想知道检查结果,而病人自觉症状有所好转,要求回家服药休息。

(2) 血常规检查:白细胞计数 $15.43 \times 10^9/L$,中性粒细胞占比 82.3%。

(3) 胸部 CT 检查:两肺感染,左下肺感染更严重。

(4) 血气分析:pH 值 7.45,PCO_2 57.9 mmHg,PO_2 60.6 mmHg。

(5) 学员应当与病人家属有效沟通,建议病人住院治疗,若未提出,护士可予以提示。

SP 家属:

● 病人到底得了什么病?

● (听到"肺炎"诊断后)病人没有发热,为什么说他是"肺炎"?

● 这个病要紧吗? 会死吗?

● 接下来到底如何处理?

● (听到"住院或留院观察"后)能不能就吃口服药? 能回家吗? 为什么一定要住院?

【模拟场景二】

该病人入住呼吸科病房,经美罗培南 0.5 g(每 8 小时 1 次)静脉滴注,莫西沙星 0.4 g(每天 1 次)静脉滴注抗感染,氨溴索 60 mg(每天 2 次)静脉滴注祛痰,多索茶碱 0.2 g(每天 1 次)平喘,以及氧疗等治疗后,病人仍有面色潮红、口唇发绀、呼吸急促等症状。入院第 2 天夜晚 10 点病人补液结束后在吸氧,突然出现呼吸气促加重、大汗淋漓、神志模糊,值班医生立即到场进行处理,心电监护提示:心率 112 次/分,心律齐,血压 88/34 mmHg,动脉血氧饱和度 82%。

检查报告回报:

(1) 床旁 X 线胸片显示:两肺感染。

(2) 血气分析显示:pH 值 7.35,$PaCO_2$ 60.3 mmHg,PaO_2 46.6 mmHg。

SP 家属:

● 医生,现在什么情况? 前天他人还挺好的,为什么今天会这样? 接下来要如何处理?

●(听到"要气管插管"后)插管是怎么插? 有危险吗? 插管与不插管到底哪个风险更大?

四、导师笔记

(1) 社区获得性肺炎的诊断。

(2) 重症肺炎的判断:符合 1 项主要标准或≥3 项次要标准者。

(3) 抗生素的应用并开具医嘱:判断病情严重程度。

五、复盘方案

建议课程总时长为 50 分钟左右,建议预留 30 分钟用于复盘。在复盘过程中,推荐使用多媒体影像工具帮助复盘,将学员在场景中的表现进行摄像,在复盘开始时再播放,有助于回想和分析学员的表现。可围绕以下问题进行复盘。

(1) 肺炎的诊断标准及诊断流程。

(2) 经验性应用抗生素的原则。

（3）肺炎严重程度评估。

（4）突发呼吸困难的快速判断及处理。

（5）有创操作前与家属谈话。

（6）对场景的控制：如何说服对诊疗心存疑虑的病人或家属。

六、选读文献

中华医学会,中华医学会杂志社,中华医学会全科医学分会,等. 成人社区获得性肺炎基层诊疗指南(2018 年)[J]. 中华全科医师杂志,2019,18(2):117 - 126.

11 急性阑尾炎——就是那么一小段

急性阑尾炎是最常见的急腹症,其典型症状为转移性右下腹痛。阑尾为开口于盲肠、远端为盲端的细长管状器官,同时阑尾壁内有大量淋巴组织,故容易发生感染,且阑尾动脉为无侧支的终末动脉,感染后如不及时处理,容易造成血运障碍,最终出现阑尾坏死穿孔。本课程旨在通过模拟在急诊室发生的幽门梗阻病人的就医诊疗过程,让学员身入其境地掌握对急性阑尾炎的诊治、术后常规处理、术后发热的诊治和临床沟通技巧。

一、教学目的

(一) 学习目标

1. 主要目标

(1) 通过对病人进行详细问诊(疼痛的诱因、部位、性质、程度、持续时间,以及起病前后身体有无其他不适、是否服用药物,既往史中的手术史及停经史)、全面体格检查,初步判断急腹症的发病原因,通过适当的辅助检查识别急性阑尾炎(考查医学知识和基本体检能力)。

(2) 通过向病人解释病情,与病人进行良好沟通并建立信任关系;向病人告知急性阑尾炎的治疗方案(考查医学知识和沟通能力)。

2. 次要目标

(1) 急性阑尾炎的术后常规处理措施(考查医学知识)。

（2）急性阑尾炎术后发热的诊断及处理（考查医学知识和沟通能力）。

（二）关键行为核查表

1. 基本问诊能力　主要侧重于询问主诉相关情况及伴随症状，考虑病人处于急性发作的状况，所提问题应尽量简单扼要，在较短的时间内（建议在15分钟内）能够采集到明确的急性阑尾炎相关病史，不要遗漏其他既往史、一般情况、特殊用药、家族史。

2. 掌握重要的针对性查体方法　神志清，呼吸平稳，无贫血貌，腹平软，右下腹麦氏点压痛（＋），无反跳痛，未及腹部肿块。查体时要注意动作轻柔，适当安抚病人。

3. 鉴别诊断　进一步检查鉴别急性阑尾炎诊断：血常规、腹部CT检查、尿妊娠试验、心肌酶和脂肪酶检查。

4. 其他术前辅助检查　检查代谢功能全套指标（包括血糖、肝肾功能指标、电解质）、凝血功能指标、心电图；用比较通俗的语言向病人及家属解释病情。

二、模拟场景设置

1. 环境　第一幕模拟场景可设置为急诊科，时间为晚上8:00。第二幕模拟场景可设置为病房，时间为下午2:00。

2. 模拟人　可用真人扮演标准化病人（SP）接受病史询问，体检在真人或模拟人身上完成。例如：一名24岁的女性病人，步行入诊室。

3. 图像资料　在模拟场景中，根据学员要求给予实验室检查结果，可显示在屏幕上或提供打印资料。

（1）基本生命体征：指末梢血氧饱和度99%（未吸氧），体温38.2℃，心率96次/分，呼吸20次/分，血压120/78 mmHg。

（2）血常规检查：白细胞计数$13.6×10^9$/L，中性粒细胞占比91.5%，血红蛋白115 g/L，血小板计数$142×10^9$/L。

（3）代谢功能全套指标（包括血糖、肝肾功能指标、电解质）检查：均正常。

（4）凝血功能、心肌酶和脂肪酶检查：均正常。

（5）胸部 X 线或 CT 检查：均正常。

（6）心电图检查：窦性心律。

（7）尿妊娠试验：阴性。

（8）腹部 CT 检查：阑尾肿大，阑尾周围可见渗出影。

4. 治疗室可用设施　①心电监护仪；②供氧设备；③体检必需物品。

5. 干扰项　无。

6. SP 演员　病人可为一名 24 岁的女性，看上去有痛楚面色，但意识清楚，定向力准确，有阳性体征（麦氏点压痛）。病人术后可特效化妆切口和（或）引流管。

三、案例叙述

（一）模拟情境背景

今天你是一名急诊科医生，现在时间是晚上 8:00，一位 24 岁的女性病人步行入急诊室就诊。主诉"持续性腹痛 1 天余伴恶心、发热"。

过敏史：无。

家族史：无特殊。

个人史：不吸烟，偶尔饮酒，无停经史，已婚、未育。父母体健。

（根据学员的不同层次，可以酌情提供病史资料。考虑到高年级学员应该可以询问出更完整的病史，因此对其预先提供的信息可以少一点。）

（二）初始情境状态

SP 主动提供：昨天上午走路的时候觉得肚子隐隐作痛，程度比较轻。昨天下午到社区医院看过，医生看了以后就开了几个药，吃了以后感觉好一些。晚上回到家后感觉全身发热，没有力气，还有一些恶心，想吐，因为胃口不好，没怎么吃东西，所以也吐不出什么东西。今天一整天都感到肚子痛，到了下午感觉痛得厉害了，就来医院看了。

SP 被询问后提供病史：今天早上开始出现右下腹疼痛，没有拉肚子，小便颜色黄。这次发病前在外面没有乱吃什么东西。昨天上午腹痛部位是在肚脐眼周围。昨天下午医生开的是消炎药。既往无手术史及药物过敏史,其他病史无特殊;既往无类似发作史;无停经史,已婚、未育。父母体健。

病人体检配合暴露腹部,被按压麦氏点后表现出明显疼痛,拒绝按压。

辅助检查后病人主动询问:"我现在肚子比前面还要痛。我现在到底是什么病啊?"

当被判断为急性阑尾炎时,主动询问:"现在确定是阑尾炎吗? 昨天那个医生不是这样说的呀! 这个病现在该怎么办呢?"

当未能判断为急性阑尾炎时,病人主动询问:"这个病现在该怎么办呢? 会不会是阑尾炎?"

当被告知需要急诊手术治疗时,病人主动询问:"手术有什么风险? 能不能保守治疗? 微创和传统手术的区别是什么? 要住院多久?"

当被告知不需要进行急诊手术时,询问:"昨天吃的那个药到现在都没有发挥作用,今天用的药过多久后能起效?"

体检可由模拟人代替。

(三) 情境进一步变化

这位病人很快住到外科病房接受急诊手术,术中发现阑尾头部肿胀明显,阑尾体部坏疽、穿孔,周围有较多脓液,阑尾周围组织炎性改变。为其放置腹腔引流管,术后病人腹痛症状明显好转,但是术后第2天出现发热,体温为38.5 ℃。

SP主动提供:手术以后肚子痛好多了,切口也不疼,但是手术以后怎么还有发热? 手术以后怎么还要用消炎药? 是不是你们手术有什么问题? 伤口什么时候可以拆线?

SP被询问后提供:手术以后没有咳嗽、咳痰。手术后已经拍过背了。无尿频、尿急、尿痛。

四、导师笔记

1. 腹部体格检查评分表 如表 11 - 1 所示,≥80 分为合格。

表 11-1 腹部体格检查评分表

学员姓名				得分			
时间		15 分钟		满分	100 分		
评分项目		评分标准		题分	扣分理由	扣分	得分
腹部体格检查（80分）	腹部视诊（10分）	方法：方向、光线适当		2			
		内容	充分暴露腹部	4			
			腹部外形	1			
			呼吸运动	1			
			胃肠型及蠕动波	1			
			皮肤（皮疹、色素、腹纹、疤痕、体毛分布及脐部）	1			
	腹部听诊（15分）	听诊顺序、方法正确		5			
		肠鸣音正确听诊并表述		5			
		血管杂音（动脉性和静脉性）听诊部位正确		5			
	腹部叩诊（23分）	叩诊手法、动作、力量、顺序正确		5			
		腹部叩诊音		1			
		肝脏	浊音界	1			
			肝区叩击痛	1			
		移动性浊音		5			
		膀胱叩诊		5			
		肋脊角叩击痛		5			
	腹部触诊（32分）	触诊手法、顺序正确		5			
		腹壁紧张度		5			
		压痛、反跳痛		5			
		麦氏点		5			
		腹部包块		2			
		肝脏	手法及测量方法正确	1			
		胆囊	Murphy 征（注意左手拇指及四指位置）	3			

（续表）

评分项目		评分标准	题分	扣分理由	扣分	得分
	脾脏	手法及测量方法正确	1			
	肾脏	压痛点（季肋点、上输尿管点、中输尿管点）	3			
	液波震颤		1			
	振水音		1			
其他（20分）	时间	15分钟内完成，超过1分钟扣1分	20			
	印象	人文关爱，医患沟通、准备工作				

2. 急腹症的诊断和鉴别诊断　如图11-1所示。

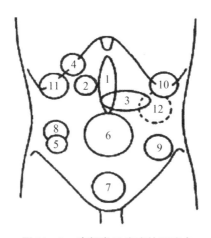

图 11-1　腹部常见疾病的压痛点

注：①胃炎或溃疡；②十二指肠溃疡；③胰腺炎或肿瘤；④胆囊；⑤阑尾炎；⑥小肠疾病；⑦膀胱或子宫病变；⑧回盲部炎症、结核；⑨乙状结肠炎症或肿瘤；⑩脾或结肠脾曲病变；⑪肝或结肠肝曲病变；⑫胰腺炎的腰部压痛点。

3. 初始场景问答参考

（1）治疗方案为手术治疗。

（2）手术治疗风险（常见并发症）：出血、肠瘘、腹腔感染、肠管损伤、切口感染、切口疝、阑尾残株炎。

（3）能不能保守治疗？

答：不能。因为急性阑尾炎在保守治疗过程中可能会出现阑尾穿孔、阑尾包块等情况。如有阑尾包块时，可能需二次手术才能切除阑尾。而且即使保守治疗成功，以后急性阑尾炎复发的可能性极大。

（4）微创和传统手术的区别：优点为微创手术切口小、美观，切口感染率较低，手术视野较传统手术方式更清晰。缺点为费用较高。

（5）住院时间：需根据术后恢复情况决定，如术后恢复良好，2～3天可出院。如术后出现并发症，则需要根据具体情况决定。

4. 进展场景问答参考

（1）常规治疗方案：半卧位（盆腔位置最低，更利于炎性渗出自引流管引流）、抗感染（阑尾坏疽、穿孔，周围脓性渗液，周围组织炎性改变）、饮食（如根部处理满意则第二天可开始进食流质食物）。

（2）手术以后怎么还有发热？

答：首先考虑阑尾炎症较严重，周围组织炎性渗出吸收所致。须排除盆腔感染（观察引流液颜色、性状、量）、切口感染（观察切口有无红肿、渗出）、肺部感染（须询问有无肺部症状，如咳嗽、咳痰）、肺不张（术后有无拍背、深呼吸）、尿路感染（有无尿频、尿急、尿痛）。

（3）手术以后怎么还要用消炎药？是不是你们手术有什么问题？

答：不是。因为阑尾周围组织炎性渗出，术后须继续抗感染治疗。

（4）伤口什么时候可以拆线？

答：7天。

五、复盘方案

建议课程总时长为60分钟左右，建议初始场景20分钟并复盘20分钟，以及进展场景10分钟并复盘10分钟，可围绕以下问题进行复盘。在复盘过程中可使用多媒体影像的方法，将学员在场景中的表现进行摄像，在复盘开始时再播放，有助于回想和分析学员的表现。

（1）外科急腹症的识别及诊断与鉴别诊断。

（2）对急性阑尾炎的急诊处理。

（3）急性阑尾炎阑尾切除术后的治疗。

（4）阑尾炎术后发热的诊治。

（5）和病人的沟通，注意沟通技巧。

六、选读文献

陈孝平,汪建平,赵继宗. 外科学[M]. 9 版. 北京:人民卫生出版社,2018.（第三十六章第二节:急性阑尾炎）

12 尿潴留——注意"下水道"通畅

　　急性尿潴留(acute urinary retention，AUR)是指突然出现排尿障碍，导致尿液潴留的状态，常伴随由于明显尿意而引起的疼痛和焦虑，严重影响病人的生活质量。急性尿潴留在男性中的发生率明显高于女性，尤其是在老年男性中发生率高，65％的急性尿潴留是由前列腺增生引起的。尿潴留的出现不仅会给病人带来痛苦，还会增加泌尿系统感染的风险，增加病情的复杂性。本课程旨在通过模拟在病房发生的尿潴留的诊疗过程，让学员身临其境地掌握急性尿潴留的诊断、治疗原则、导尿操作等临床知识以及与病人和同行的沟通技巧。

一、教学目的

(一) 学习目标

1. 主要目标

（1）确认主诉相关情况及既往史：重点关注有无下尿路感染症状及其特点，侧重诱因排查，发生急性尿潴留前的手术史、外伤史、特殊用药史，如麻醉药等(考查基本问诊能力和沟通能力)。

（2）必要的体格检查：查体侧重腹部视诊、触诊，肠鸣音听诊，以及膀胱叩诊等(考查医学知识和医学技能实践)。

（3）合理安排检查、化验：腹部平片、CT 检查、B 超等(考查医学知识和医学技能实践)。

（4）掌握尿潴留的一般处理措施,正确判断留置导尿时机,学会分析导尿插管困难的原因及处理导尿失败(考查医学知识和医学技能实践)。

（5）导尿相关并发症的处理:首次放尿不超过 1000 ml,对症状轻者进行观察,安抚情绪;对症状严重者使用止血、止痛药物(考查医学技能实践)。

（6）正确宣教留置导尿后的注意事项,掌握导尿管拔除指征:能自主排尿。根据病情,平日无特殊症状者 2～3 天拔管(考查医学宣教技能和沟通能力)。

2. 次要目标

（1）展示正确获取上级医生或专科医生协助的能力(考查人际沟通技巧和职业素养)。

（2）结合病人病史科普尿潴留的预防知识(考查临床实践能力)。

（二）关键行为核查表

1. **基本问诊能力**　①信息核对:床号、姓名。②询问有无下尿路感染症状,详细询问持续时间和伴随症状。③采集明确的下腹胀痛相关病史,侧重诱因排查,如发生急性尿潴留前的手术史、外伤史,尤其是下腹部、盆腔、会阴、直肠、尿道、脊柱等的外伤、手术史、检查治疗史、特殊用药史(如麻醉药等)。具有术后尿潴留概念:麻醉后排尿反射受抑制。

2. **掌握重要的针对性查体方法**　注意描述阳性体征:下腹部有膨隆、腹肌紧张,肠鸣音 6 次/分,膀胱叩诊呈浊音。

3. **复核常规检查和辅助检查**　腹部平片、CT 或 B 超检查。

4. **对病人解释导尿术方案**　必要性(高龄、一般治疗无效)以及风险(疼痛、出血等),使病人接受导尿方案。

5. **掌握导尿困难的原因和解决方案**　能及时分析出导尿失败的原因,请专科医生会诊(考查医学知识和协商沟通能力)。

6. **学习对病人进行健康宣教**　用通俗易懂的方式告知病人留置导尿后的注意事项及导尿管拔除指征。

二、模拟场景设置

1. **环境**　模拟场景可设置在内科病房。

2. 背景资料　入院第一诊断为"糖尿病",维生素补液中;查体:神清、气平,心率 68 次/分,血压 136/88 mmHg;腹膨隆,触诊稍抵抗,肠鸣音 6 次/分。

3. 图像资料　在模拟场景中,当学员询问或有以下检查结果回报时,可显示在屏幕上或提供打印资料。

(1) 血常规指标:均正常。

(2) 代谢功能全套指标(包括血糖、肝肾功能指标、电解质):血糖 10 mmol/L,其余指标均正常。

(3) 凝血功能、心肌酶活性均正常。

(4) 腹部平片、CT 或 B 超检查:膀胱充盈(尿潴留)。

4. 治疗室可用设施　①病床;②导尿包、集尿袋;③体检必需物品。

5. 干扰项　无。

6. 演员

(1) 标准化病人(SP):男性病人,可化妆成老年人。对于学员在 SP 身上无法完成的体格检查,护士可以向其口述结果。例如,膀胱叩诊呈浊音、肠鸣音等,可以由护士口头报告。

(2) 急诊室护士:可接受医嘱,必要时可建立静脉通路并输液给药。护士具备一定的医学知识,必要时可给学员提示。

(3) 上级医生:必要时可协助请专科医生会诊。

三、案例叙述

(一) 模拟情境背景

今天你在内分泌科值班,护士打电话给你:"医生,××床说肚子胀,你去看一下吧。"

病人,70 岁,入院第一诊断为"糖尿病",维生素补液中。查体:神清、气平,心率 68 次/分,血压 136/88 mmHg,腹膨隆,触诊稍抵抗,肠鸣音 6 次/分。血常规检查:正常;代谢功能全套(血糖、肝肾功能、电解质):血糖 10 mmol/L,其余指标均正常;凝血功能正常,心肌酶活性正常;

腹部平片、CT 或 B 超检查:膀胱充盈(尿潴留)。

既往史:有糖尿病史 20 年,服药控制。有前列腺增生 10 年,服用非那雄胺片。

外伤、检查、手术治疗史:无外伤;上午胃肠镜检查(麻醉)。

(根据学员的不同层次,可以酌情提供病史资料。考虑到高年级学员应该可以询问出更完整的病史,因此对其预先提供的信息可以少一点。)

(二) 初始情境状态

护士电话:"医生,××床说肚子胀,你去看一下吧"。

病人神志清醒,躺在病床上。

体温 36.8 ℃,心率 68 次/分,呼吸频率 16 次/分,血压 136/88 mmHg,动脉血氧饱和度 98%(未吸氧)。

指尖血糖测定:血糖 10 mmol/L(仅在学员询问时提供)。

皮肤、巩膜:无黄染,无蜘蛛痣。

心脏:心率正常,律齐,心脏无杂音,颈静脉无怒张。

肺部:双肺呼吸音清。

腹部:下腹部有膨隆,腹壁静脉无怒张,无胃肠型及胃肠蠕动波。腹肌紧张,无压痛、反跳痛、肿物,肝、脾肋下未及,无振水音、波动感,无移动性浊音,肠鸣音 6 次/分,无血管杂音,膀胱叩诊呈浊音。

(如果学员询问那些在 SP 身上无法完成的体格检查,护士可以向其口述结果。例如,膀胱叩诊呈浊音、肠鸣音等,可以由护士口头报告。)

SP:"医生,我肚子胀痛。"

现病史由 SP 被询问后提供,超出以下范围的提问均回答:无。

起病:以前肚子不胀,就今天胀痛。

部位:在小肚子这块。

二便:小便有,量少、次数多,滴滴答答滴不干净,小便急、不痛。上午做了胃肠镜检查,昨晚吃的泻药,排大便好多次,基本拉水样便,做完检查后基本没什么大便。

伴随症状:无恶心、呕吐,无胸闷、气促。做完肠镜后稍有腹痛,肚子咕噜咕噜叫,有排气,现在肚子疼痛程度跟做完肠镜时差不多。

外伤、检查、手术治疗史:无外伤。上午在麻醉下做了胃肠镜检查,术后医生跟我说不能吃东西,只能喝点水,术后就输液,直到现在。

既往史:有糖尿病史 20 年,服药控制。有前列腺增生 10 年,服用非那雄胺片。

(三) 情境进一步变化

(1) 学员如果能判断出尿潴留,第一时间建议导尿,告知导尿的必要性及风险。病人会表示抗拒,需要指导病人:①稳定情绪,增加自行排尿的信心;②病情允许时,可协助病人坐于床沿或下床排尿;③热敷(泌尿系统手术者除外)/按摩下腹部以诱导排尿,促使自行排尿;④采用以上措施无效时,应告诉医生,医生会酌情行导尿术;⑤病人热敷后无效,开始导尿。

(2) 学员如果未判断出尿潴留:病人腹胀加重,辗转不安。

(3) 共同进展:学员为病人导尿,但是导尿失败;上级医生导尿成功后尿管里有少许暗红色液体。

【情况一】

病人:"医生,我还是尿一点点,肚子胀得很。"(提示学员在模拟人上操作导尿。)

【情况二】

病人:"医生,我肚子胀得很难受啊,我今天没吃饭,补液挂那么多,小便有几次,但是好像没多少,肚子胀死了!"

【情况三】

导尿失败时,病人:"医生,尿管插了很痛啊,还没成功,还要插尿管吗?你找专门的医生来做吧!"

导尿成功,上级医生离开后。病人:"你这个管子里有血,是不是弄破了哪里?怎么办呢?我这个导尿管要插多久?什么时候能拔掉?很不舒服啊,动也不敢动。"

四、导师笔记

（1）急性尿潴留的诊断：病因、病史采集、查体、合理检查。

（2）急性尿潴留的治疗原则：急性尿潴留需要急诊处理，应立即解决尿液引流，使膀胱减压。因此，除急诊可解除的病因外，其他病因导致的急性尿潴留可在尿液引流后再针对不同的病因进行治疗。

（3）导尿术注意事项：急诊置管按创伤程度从小到大采用阶梯式治疗方法。

（4）应向病人告知导尿的必要性，将相关风险交代充分，对病人可能发生的不良预后要具体交代并解释；注意沟通技巧。

（5）导尿困难的原因和解决方案：与相关科室及时沟通交流，以取得支持。

五、复盘方案

预留大约 30 分钟的时间用于复盘，可围绕以下问题进行复盘。

（1）腹胀的鉴别诊断有哪些？

（2）尿潴留的诊断依据有哪些？

（3）术后尿潴留的常见原因有哪些？

（4）导尿术的注意事项有哪些？

（5）对场景的控制：在病人抗拒导尿时，耐心安抚病人，并给予无创促排尿的指导。在导尿术前谈话时充分告知可能出现的并发症，在操作前向病人解释，做好术前指导和心理沟通，消除病人的紧张情绪。操作中动作轻柔能较好地解决因病人因素导致的导尿管插入困难或失败，必要时可向尿道内注入适量麻醉药辅助插管。

（6）在初始导尿失败后，耐心地向病人解释导尿失败的原因（前列腺增生、尿道狭窄、尿道异物、结石、假道存在、尿道断裂、尿道闭锁等都是导致导尿管插入困难或失败的原因，另外医护人员对于男性"三个狭窄、两个弯曲"生理结构不熟悉及操作不熟练，病人因紧张而导致尿道括约肌收缩及病人无法配合，这些因素也会使导尿管插入困难或失败），并给出进一步处理方案(与相关专科科室协作,及时请专科医生会诊)。

（7）在导尿后出现并发症时,能及时安抚病人,给出合理解释并进行相关健康宣教。

六、选读文献

黄健,张旭.中国泌尿外科和男科疾病诊断治疗指南[M].北京:科学出版社,2022.

13 小儿热性惊厥——救救孩子

> 小儿热性惊厥是引起儿童惊厥最常见的原因,好发于6月龄至5岁。多种感染,甚至少数可引起发热的非感染性疾病均可能导致小儿热性惊厥的产生。临床表现一般为肌肉突发强直性和阵挛性抽搐,部分患儿可出现意识障碍。本课程旨在通过模拟在门诊接诊热性惊厥患儿的就医过程,让学员身入其境地掌握对小儿热性惊厥的诊断治疗、紧急处理(口头医嘱)流程和临床沟通技巧。

一、教学目的

(一) 学习目标

1. 主要目标

(1) 通过对患儿家属的问诊,正确识别小儿热性惊厥,与患儿家属进行良好沟通并建立信任关系(考查医学知识、基本体检能力和沟通能力)。

(2) 小儿热性惊厥的规范化处理(考查医学知识)。

2. 次要目标

(1) 合规的口头医嘱的下达、执行及记录(考查医学知识)。

(2) 向病人解释病情时的沟通技巧(考查沟通能力)。

(二) 关键行为核查表

1. 基本问诊能力 主要侧重于询问主诉相关情况及伴随症状,考虑病人处于急性发作的状况,所提问题应尽量简单扼要,在较短的时间内(建议在

5分钟内)能够采集到明确的小儿热性惊厥相关病史、既往治疗经过及结果，不要遗漏其他既往史、一般情况、特殊用药、家族史。对于普通发热患儿，一般建议在10分钟内采集到明确的小儿发热相关病史、既往治疗经过及结果，不要遗漏其他既往史、一般情况、特殊用药史、家族史。

2. 掌握高热惊厥的处理　急症处理(预防窒息，行心电监护，进行镇静、降温处理)及后续处理。

3. 口头医嘱的规范性使用　一般情况下，医生不得下达口头医嘱。因抢救急危重症病人需要下达口头医嘱时，护士应当复诵一遍。抢救结束后，医生应当即刻据实补记医嘱。

二、模拟场景设置

1. 环境　模拟场景可设置为儿科门诊，时间为晚上8点。

2. 模拟人　可用真人扮演标准化病人(SP)接受病史询问。例如：一名30岁的女性家属携带患儿前来就诊。

3. 图像资料　在模拟场景中，根据学员要求给予实验室检查结果，可显示在屏幕上或提供打印资料。

4. 治疗室可用设施　①心电监护仪；②供氧设备；③体检必需物品。

5. 干扰项　无。

6. 演员角色

(1) SP1家属：可为一名30岁女性携带患儿前来就诊。

(2) SP2家属：可为一名40岁男性携带患儿前来就诊。

(3) 门诊护士：可为一名35岁女性。

三、案例叙述

(一) 模拟情境背景

今天你是儿科门诊当班医生，现在时间是晚上8点，一位30岁女性家属携带患儿前来就诊。

（二）初始情境状态

SP1 家属主动提供："我儿子从昨天晚上开始发烧，刚才在预检处测量体温是 39 ℃。"

SP1 家属被询问后提供：20 月龄，体重 13 kg，发热前正常饮食，无不洁食物摄入史。发热后没有胃口，基本没吃什么东西，仅喝了一点水。无呕吐，无咳嗽、咳痰，尿色深，无腹泻，排便正常，无疫区接触史，按计划免疫接种，近 1 周无疫苗接种史。

（三）情境进一步变化

> SP1 家属问诊结束。导师示意后，SP2 家属携带患儿冲入诊室。护士随后也进入诊室。

SP2 家属主动提供："医生，我儿子抽筋了！快点救救我的孩子！"

学员应当让护士携带 SP2 至抢救室，予以吸氧、心电监护，同时快速向 SP1 家属告知情况，即刻赶至抢救室。

如学员未向 SP1 家属告知情况，则 SP1 家属应向学员要求继续诊治 SP1 患儿。

如学员未让 SP2 至抢救室或未提及吸氧、心电监护，护士应当提示："×医生，这个惊厥的患儿要去哪里处理？要准备什么东西？"

SP2 家属被询问后提供：15 月龄，体重 10 kg，发热 1 天，体温 39 ℃，一发生抽筋就进入诊室。如遇其他问题，按病人为正常患儿情况进行回答。

如 SP2 被学员询问其他问题有 2 个以上，SP2 家属向学员说："医生，我孩子抽筋抽得更厉害了，快点救救他。"

如学员未向 SP2 家属告知需要其离开抢救室，则 SP2 家属跟随学员进入抢救室，并反复询问："医生，我孩子现在怎么样了？后面要怎么样处理？"

如学员已向患儿家属告知需要其离开抢救室，则 SP2 家属离开抢救室（仅有动作、无台词）。

进入抢救室后，如学员无动作，护士可提示："×医生，心电监护、氧气已连接好，后续要怎么处理？"进一步提示："要用什么药，怎么用？"（抢救病人时口头医嘱执行流程：接到口头医嘱后，护士应当复诵一遍，并与学员一起核对药物）。

护士遵口头医嘱予以静脉推注地西泮1 ml(10 mg)后，患儿抽搐停止。

护士主动提问："还要用什么药吗？"听到学员回答没有后，护士回答："记得开医嘱后让家属把药拿过来。"学员此时应当离开抢救室，向SP2家属告知病情，如实记录于就医记录册中。如未告知，则SP2家属主动询问："医生，我孩子怎么样了？后面还要怎么处理？"

四、导师笔记

1. 发热患儿问诊要点　如表13-1所示。

表13-1　发热患儿问诊要点记录表

问诊内容	SP答复	学生A	学生B	学生C
月龄	20月			
体重	13 kg			
饮食情况	发热前正常饮食，无不洁食物摄入史；发热后没有胃口，基本没吃什么东西，仅喝了一点水			
伴随症状	无呕吐，无咳嗽，无咳痰，无腹泻			
免疫接种史	按计划免疫接种，近1周无疫苗接种史			
疫区接触史	无			

2. 高热惊厥的处理原则

（1）预防窒息：解开衣领，松解衣物，清除患儿口、鼻的分泌物、呕吐物等，使其保持呼吸道通畅。

（2）行心电监护、氧气吸入，缓慢静脉注射地西泮（每次0.3～0.5 mg/kg），可用生理盐水、葡萄糖注射液等稀释。

（3）降温：布洛芬或者对乙酰氨基酚栓剂纳肛。

（4）完善辅助检查：血常规、血清生化检查、脑电图、头颅CT检查、脑脊液检查等（如无法开展上述检查，可建议患儿至上级医院明确诊断）。

3. 口头医嘱下达、执行及记录　在抢救病人时，口头医嘱执行流程如下:①在抢救病人时医生方可开具口头医嘱,执行者必须复诵一遍医嘱;②执行者双人核查(核对药物、剂型及有效期)无误后方可执行;③抢救结束后医生要及时补记医嘱。

五、复盘方案

建议课程总时长为 45 分钟左右,建议初始场景 5 分钟,进展场景 15 分钟,复盘 25 分钟,可围绕以下问题进行复盘。

(1) 发热患儿的问诊技巧。

(2) 小儿热性惊厥的处理。

(3) 与病人的沟通,并注意沟通技巧。

六、选读文献

中华医学会儿科学分会神经学组. 热性惊厥诊断治疗与管理专家共识(2017 实用版)[J]. 中华实用儿科临床杂志,2017,32(18):1379-1382.

14 幽门梗阻——不通则不畅

　　幽门是人体消化道中狭窄的部位,因各种原因造成胃内容物无法通过幽门进入十二指肠即幽门梗阻。幽门梗阻后会使得食物或胃液在胃内大量潴留,病人会出现上腹胀痛不适、进食后可有胀痛加重,呕吐后胀痛稍缓解,呕吐物一般为胃内容物。因无法正常饮食并伴有频繁呕吐,易出现水电解质紊乱、营养不良等情况。本课程旨在通过模拟在门诊接诊幽门梗阻病人的就医过程,让学员身入其境地掌握对幽门梗阻的诊断治疗和临床沟通技巧。

一、教学目的

(一) 学习目标

1. 主要目标

(1) 基本问诊能力的培养:恶心、呕吐的诱因,疼痛的部位、性质、程度、持续时间,以及起病前后身体是否有其他不适、治疗情况、既往手术史(考查医学知识)。

(2) 体格检查:针对性的体格检查及辅助检查有助于明确病因(考查医学知识和基本体检能力)。

(3) 向病人家属初步解释病情及治疗方案(考查医学知识和沟通能力)。

2. 次要目标

(1) 掌握胃癌伴幽门梗阻的手术指征(考查医学知识)。

（2）熟悉手术病人的一般术前准备；熟悉幽门梗阻的特殊术前准备（考查医学知识）。

（二）关键行为核查表

1. 基本问诊能力　主要侧重于询问主诉相关情况及伴随症状，建议在10分钟内采集到明确的幽门梗阻相关病史、既往治疗经过及结果，不要遗漏其他既往史、一般情况、特殊用药、家族史。

2. 针对性查体　贫血貌，巩膜无黄染，锁骨上淋巴结未及肿大，上腹部有深压痛，无反跳痛，未及腹部肿块，听诊振水音阳性，肛检指套见黑便。查体时要注意动作轻柔，适当安抚病人。

3. 向病人及家属解释治疗方案　胃癌伴幽门梗阻的治疗原则及特殊术前准备。

二、模拟场景设置

1. 环境　模拟场景可设置为普通外科门诊，时间为上午 10：00。

2. 模拟人　可用真人扮演标准化病人（SP）接受病史询问，体检在真人或模拟人身上完成。例如：一名 72 岁男性病人，坐在轮椅上被推入诊室就诊。

3. 图像资料　在模拟场景中，根据学员要求给予实验室检查结果，可显示在屏幕上或提供打印资料。

（1）基本生命体征：指末梢血氧饱和度 99％（未吸氧），体温 36.8 ℃，心率 86 次/分，呼吸 20 次/分，血压 116/68 mmHg。

（2）血常规指标：白细胞计数 5.23×10^9/L，中性粒细胞占比 68％，血红蛋白 47 g/L，血小板计数 287×10^9/L。

（3）代谢功能全套（血糖、肝肾功能、电解质）：正常。

（4）胃镜检查：胃窦溃疡，幽门梗阻。

（5）病理检查：腺癌。

4. 治疗室可用设施　①心电监护仪；②供氧设备；③体检必需物品。

5. 干扰项　无。

6. 演员角色

（1）病人：可为一名 72 岁男性。病人看上去消瘦，但意识清醒，定向力准确,可配合有阳性体征(上腹部有深压痛,听诊有振水音)。可用模拟人代替。

（2）病人家属：一名 45 岁男性。

三、案例叙述

（一）模拟情境背景

今天你是外科普通门诊医生,现在时间是上午 10:00,有一位 72 岁男性病人坐在轮椅上被推入诊室就诊。

过敏史：无。

家族史：无特殊。

个人史：不吸烟,偶尔饮酒,无疫区接触史,已婚、已育;父母已故。

（根据学员的不同层次,可以酌情提供病史资料。考虑到高年级学员应该可以询问出更完整的病史,因此对其预先提供的信息可以少一点。）

（二）初始情境状态

SP 或 SP 家属主动提供：最近有点肚子痛,还经常吐。

被询问后 SP 提供病史：病程 2 个月;中上腹胀痛不适,疼痛为轻-中度,吃饭后疼痛加重;呕吐物为食物,每天呕吐 2～3 次,伴馊味;有黑便,每天约 200 g;伴有头晕、乏力。1 个多月前在外院治疗过,当时查了胃镜就说有点溃疡,用了药,输了血,感觉好一点就出院了,其他情况记不清了。胃口差,睡眠还可以,小便正常,2 个月体重下降 5 kg,精神状态差。既往无手术史及药物过敏史,其他病史无特殊。既往无类似发作史,无疫区接触史,已婚未育;父母已故。

体检时配合暴露腹部,被深压中上腹后表现出痛苦面容,听诊振水音阳性,肛检指套见黑便。

被安排去做检查后(任意检查),家属主动将胃镜报告交给医生。而后 SP 家属逐项提问：

• 病人目前是什么情况?

- 那现在要怎样处理？

- 一定要手术吗？

- 病人还能不能吃东西？

- 不吃东西病人吃得消吗？

- 病人一直呕吐怎么办？

- 能不能不插胃管？

- 病人现在贫血怎么办？

- 输血有风险吗？

- 病人还要做什么检查？

- 检查能不能少做点？

体检可由模拟人代替。

四、导师笔记

1. 问诊记录表　如表 14-1 所示。

表 14-1　问诊记录表

问诊内容	SP 答复	学生 A	学生 B	学生 C
主要症状	腹痛、恶心、呕吐			
持续时间	2 个月			
诱因	没有			
疼痛部位	中上腹			
疼痛性质	胀痛			
疼痛程度	轻到中度			
持续时间	一直			
疼痛变化情况	进食后加重			
疼痛与体位的关系	无			
转移或者放射	无			
疼痛与排气、排便的关系	无			
呕吐时间	进食以后			
呕吐性质	食物			
呕吐量	比吃下去的少一点			

（续表）

问诊内容	SP 答复	学生 A	学生 B	学生 C
呕吐频率	每天 2～3 次			
呕吐伴随物	无			
呕吐物的味道	苦味			
呕吐物气味	有一点馊掉的气味			
有无其他不舒服	还有点头晕、乏力			
有无胸闷、胸痛、心悸	没有			
有无发热或寒战	没有			
有无腹胀	有			
有无黏液脓血便	没有			
有无黑便	有，每天 200 g			
有无排气	有			
疼痛与排气、排便是否有关系	没有			
治疗经过	1 个多月前在外院治疗过，当时查了胃镜就说有点溃疡，用了药，输了血，感觉好一点就出院了			
有无经胃镜取过活检	没有			
其他检查情况	记不清了			
出院后有无复诊	没有			
一般情况（饮食、睡眠、大小便、体重、精神状况）	胃口差，睡眠还可以，小便正常，大便见前面的回答，2 个月体重下降 5 kg，精神状态差			
以前有无类似发作情况	没有			
有无高血压病、糖尿病、心脏病、溃疡病史	没有			
有无传染病史、手术史、过敏史	没有			
有无抗凝药物使用史	没有			
有无家族史	没有			

2. 病人家属提问及学生回答参考 如表 14-2 所示。

表 14-2 病人家属提问及学生回答参考

序号	病人家属提问	学生回答
1	医生,病人目前是什么情况	目前考虑胃癌,伴重度贫血、幽门梗阻
2	那现在要怎样处理	禁食(提及则问题6,未提及则问题5+6); 胃肠减压(提及则问题8,未提及则问题7+8); 肠外营养(提及则略过问题6,未提及则问题6); 输血(提及则问题10,未提及则问题9); 完善检查(提及则问题11,未提及则问题11+12); 手术(提及则问题3,未提及则问题4)
3	一定要手术吗	是的,因为手术可以治疗胃癌,解除幽门梗阻,并控制出血
4	要手术吗	一定要手术,可以治疗胃癌,解除幽门梗阻,控制出血
5	病人还能不能吃东西	不能
6	不吃东西病人吃得消吗	可以肠外营养
7	病人一直呕吐怎么办	胃肠减压
8	能不能不插胃管	不能,因为需要减轻胃壁水肿,减少手术并发症
9	病人现在贫血怎么办	需要通过输血来纠正贫血
10	输血有风险吗	过敏、溶血、疾病传播、发热
11	病人还要做什么检查	血常规、血生化、凝血功能、心肺功能、肿瘤标志物、胸腹盆部CT、腹部B超、淋巴结B超检查
12	检查能不能少做点	由学员解释其刚开具的检查的临床意义

五、复盘方案

建议课程总时长为 45 分钟左右,建议初始场景 20 分钟,复盘 25 分钟,可围绕以下问题进行复盘。

(1) 以消化系统症状为主要主诉的临床问诊思维。

(2) 门诊腹部体检的技巧与注意事项。

(3) 胃癌伴幽门梗阻的手术指征、术前准备。

(4) 和病人的沟通。

六、选读文献

［1］万学红,卢雪峰. 诊断学［M］. 9 版. 北京：人民卫生出版社,2018.（第一篇第十节 恶心与呕吐）

［2］葛均波,徐永健,王辰. 内科学［M］. 9 版. 北京：人民卫生出版社,2018.（第四篇 第六章　胃癌）

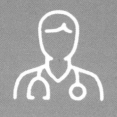

第二篇

护 理 篇

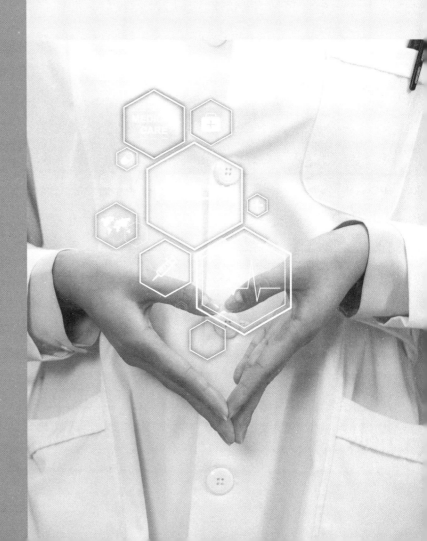

15 慢性阻塞性肺疾病——须臾气喘如渴虹

慢性阻塞性肺疾病（chronic obstructive pulmonary disease, COPD）是常见的、可预防和治疗的慢性气道疾病，其特点是持续的气流受限及相应的呼吸道症状。COPD 是一种严重危害人类健康的常见病，严重影响病人的生活质量，并给病人及其家庭以及社会带来沉重的经济负担。本课程旨在通过模拟在呼吸科普通病房的 COPD 病人的住院治疗过程，让学员身入其境地掌握 COPD 的临床表现、护理技能和健康宣教。

一、教学目的

（一）学习目标

1. 主要目标

（1）通过对病人进行问诊和临床实践，正确识别 COPD 病人的症状和体征，能结合病人的临床表现对其呼吸困难程度进行评估，制订护理计划并落实相应的护理措施及病情观察。同时与病人进行良好沟通并建立信任关系（考查医学知识和医学技能实践）。

（2）结合病人的病情，指导病人学会正确吸氧和使用气雾剂（考查医学知识和医学技能实践）。

（3）结合病人病情及肺功能报告制订运动处方，落实 COPD 分级健康宣教，指导病人正确进行呼吸功能锻炼和疾病的自我管理（考查医学知识和沟通能力)。

2. 次要目标

(1) 展示护士在参与 COPD 病人疾病全程管理(护理)过程中的领导力(考查人际沟通技巧和职业素养)。

(2) 展示护士在参与 COPD 病人疾病全程管理(护理)过程中与病人及家属进行沟通协调的能力(考查医学知识和沟通能力)。

(二) 关键行为核查表

1. **基本问诊能力**　①信息核对:床号、姓名。②确认主诉相关情况:既往史、病人呼吸系统疾病、临床表现及伴随症状、心肺功能、特殊服药病史(如治疗呼吸系统疾病和心血管系统疾病的药物)。③能根据临床表现对病人的呼吸困难程度进行分级评估。

2. **掌握重要的针对性查体方法**　注意描述阳性体征:视诊桶状胸,触诊双侧语音震颤减弱,叩诊两肺过清音,听诊两肺呼吸音减弱。

3. **掌握常规检查和辅助检查**　如实验室检查、影像学检查、肺功能检查等。

4. **根据呼吸困难程度分级情况制订护理计划**　遵医嘱规范落实各项治疗措施,根据病情制订护理计划,落实病人休息、饮食、吸氧、用药指导等各项护理措施。

5. **正确评估病情,结合评估结果落实对病人及其家属的健康指导**　根据评估结果,指导病人在 COPD 稳定期或耐受状态下进行呼吸功能康复训练,使其学会对疾病进行自我管理。

二、模拟场景设置

1. **环境**　模拟场景可设置在呼吸内科普通病房内。

2. **模拟人**　可用真人扮演标准化病人(SP)接受病史询问,体检在模拟人身上完成。例如:一名 70 岁男性病人,气稍促,卧床。

3. **图像资料**　在模拟场景中,当学员询问检查结果时,可将结果显示在屏幕上或提供打印资料。

(1) 基本生命体征:指末梢血氧饱和度 90%(未吸氧),体温 37.9 ℃,心率 102 次/分,呼吸 20 次/分,血压 162/93 mmHg。

(2) 血常规检查:白细胞计数 12.3×10⁹/L,中性粒细胞占比 88%,C 反应蛋白增高,血红蛋白 90 g/L,血小板计数 120×10⁹/L。

(3) 代谢功能全套指标(包括血糖、肝肾功能指标、电解质)检查:血清白蛋白 36 g/L,血尿素氮 10.1 mmol/L,血肌酐 108 μmol/L,其余指标均正常。

(4) 凝血功能、心肌酶和脂肪酶检查:均正常。

(5) 心电图检查:窦性心动过速。

(6) 胸部 CT 检查:双肺可符合慢性支气管炎、肺气肿表现,双肺炎症伴右肺中叶实变,两肺轻度扩张。

(7) 肺功能报告:中度混合型肺通气功能障碍,支气管舒张试验阴性。

4. 治疗室可用设施 ①心电监护仪;②供氧设备;③体检必需物品。

5. 干扰项 无。

6. 演员角色

(1) SP:可为一名 70 岁男性病人。病人看上去虚弱无力、消瘦,气稍促,但意识清醒,定向力准确。

(2) 病房护士。

(3) 家属:法定委托人,与病人关系亲近,对病人的一般情况较为熟悉。

三、案例叙述

(一) 模拟情境背景

今天你是呼吸内科责任护士,现在是上午 9:30,你负责的床位上收治了一位 70 岁男性病人,该病人处于 COPD 急性发作期。病人家属代诉:病人确诊 COPD 5 年,咳嗽、咳痰伴气促进行性加重 1 周。查体:指末梢血氧饱和度 90%(未吸氧),体温 37.9 ℃,心率 102 次/分,呼吸 21 次/分,血压 162/93 mmHg。心电图:窦性心动过速。

既往史:高血压史 20 年。

用药史:复方甲氧那明、孟鲁司特钠颗粒、苯磺酸氨氯地平。

过敏史:无。

家族史：无特殊。

个人史：吸烟 40 余年，既往每天吸 1 包烟，确诊 COPD 后减少至每天 6 支。偶尔饮酒，无违禁药物服用史，无冶游史。

（根据学员的不同层次，可以酌情提供病史资料。考虑到高年级学员应该可以询问出更完整的病史，因此对其预先提供的信息可以少一点。）

（二）初始情境状态

呼吸科护士：呼吸科来了一位入院诊断为 COPD 的病人，病人气促明显，未吸氧状态下指末梢血氧饱和度 90%，立即给予氧气吸入，并联系床位医生。

SP 主动提供：我一周前淋雨后受凉，自觉胸闷气急症状较往日明显加重，活动后感觉气促，同时伴有反复咳嗽、咳痰现象，痰液为白色泡沫样。这几天觉得腹胀、没有啥力气，胃口也不太好，稍动就觉得胸闷、透不过气。5 年前也是因为胸闷气急看病，曾在外院检查出肺功能不佳（病人无法提供更专业的数据），明确 COPD 病史 5 年和高血压史 20 年，否认心脏病、糖尿病、哮喘等病史。病人与家属同住，平日最多可登一楼，做简单的家务。在病人身上的体检可由模拟人代替。

（三）情境进一步变化

（1）病人住院治疗期间学员护士遵医嘱规范落实各项治疗措施，经过一段时间治疗后，胃纳好转，气促较前缓解。查体：体温 36.6 ℃，心率 76 次/分，呼吸 17 次/分，血压 130/80 mmHg。检查结果：血常规指标、血气分析均正常，CT 检查示左下肺感染基本吸收。

（2）学员护士需要结合病人的实际情况正确评估，并制订护理计划。①了解病人的饮食结构，对其进行饮食指导。②了解病人的排便情况，避免出现便秘，对便秘者及时采取措施。③结合病人的用药情况，做好用药指导，了解药物对病人胃纳的影响，及时与医生沟通。④通过评估病人咳嗽、咳痰、气促情况，结合肺功能报告，指导病人正确氧疗，制订运动处方，并做好相应的解释工作。⑤根据医嘱开出的吸入剂，指导病人正确使用吸入剂，并观察用药效果。⑥指导病人戒烟。

（3）学员护士评估病人的实际康复情况，指导病人进行呼吸功能锻炼和疾病管理；落实病人出院后休息、活动、饮食、用药、用氧、呼吸功能锻炼、门诊随访指导。

（四）沟通技巧

在日常护理及健康指导时与病人及其家属进行沟通，确保沟通的有效性。

四、导师笔记

（1）依据 COPD 病人的临床表现对其进行呼吸困难风险评估（见表 15－1）。

表 15－1　改良呼吸困难指数（modified British medical research council, mMRC）

mMRC 分级	病 人 表 述
0 级	我仅在费力运动时出现呼吸困难
1 级	我平地快步行走或步行爬小坡时出现气短
2 级	我由于气短，平地行走时比同龄人慢或者需要停下来休息
3 级	我在行走 100 米左右或数分钟后需要停下来休息
4 级	我因严重呼吸困难以致不能离开家，或在穿衣服、脱衣服时出现呼吸困难

（2）对病人问诊是否到位、合理，能否正确评估病人，了解病人需求，根据病人肺功能报告对 COPD 严重程度进行分级（见表 15－2），同时结合病人的实际情况，制订合理的护理计划和运动处方并落实。

表 15－2　慢性阻塞性肺疾病（COPD）的严重程度分级

分级	分 级 标 准
0 级（高危）	（1）有罹患 COPD 的危险因素 （2）肺功能处于正常范围 （3）有慢性咳嗽、咳痰症状
Ⅰ级（轻度）	（1）$FEV_1/FVC<70\%$ （2）$FEV_1\geqslant80\%$预计值 （3）有或无慢性咳嗽、咳痰症状
Ⅱ级（中度）	（1）$FEV_1/FVC<70\%$ （2）$50\%\leqslant FEV_1<80\%$预计值 （3）有或无慢性咳嗽、咳痰症状

(续表)

分级	分级标准
Ⅲ级（重度）	（1）$FEV_1/FVC<70\%$ （2）$30\%\leqslant FEV_1<50\%$预计值 （3）有或无慢性咳嗽、咳痰症状
Ⅳ级（极重度）	（1）$FEV_1/FVC<70\%$ （2）$FEV_1<30\%$预计值 （3）伴慢性呼吸衰竭

（3）与相关科室及时沟通交流以取得支持，判断沟通顺序是否正确。

（4）注意与病人及家属的沟通技巧，确保健康指导落实的有效性。

五、复盘方案

预留大约 30 分钟用于复盘，可围绕以下问题进行复盘。

（1）询问病史时需要注意核对病人的基本信息，询问既往史，查体时注意观察病人的阳性体征，能够结合 COPD 病人的临床表现对其呼吸困难程度进行评估。

（2）向病人及其家属解释规范治疗的重要性，提升病人及家属配合治疗的依从性，并注意沟通技巧。

（3）结合病人的肺功能报告，与病人及家属共同制订运动处方。

（4）与病人及其家属建立良好的信任关系，充分告知病人进行疾病自我管理和进行肺康复训练的重要性，提高其依从性。

（5）与各科室协作，注意构建良好关系。

（6）对病人健康指导到位，确保沟通的有效性。

（7）能够结合 COPD 严重程度进行分级。

六、选读文献

中华医学会呼吸病学分会慢性阻塞性肺疾病学组，中国医师协会呼吸医师分会慢性阻塞性肺疾病工作委员会. 慢性阻塞性肺疾病诊治指南（2021 年修订版）[J]. 中华结核和呼吸杂志，2021，44（3）：170-205.

16　结肠息肉——不请自来的小肉肉

结肠息肉在临床上较为常见,从病理上分为腺瘤性息肉和非腺瘤性息肉,一般非腺瘤性息肉不易癌变;而腺瘤性息肉属于肠癌的癌前疾病,且占全部癌前疾病的85%~90%。临床上约75%的结直肠癌由腺瘤性息肉演变而来。结肠息肉因无特殊症状而易被忽视,最可靠的诊断方法是结肠镜检查。本课程旨在通过模拟在消化科普通病房内一位结肠息肉病人从入院到治疗的整个就医诊疗过程,让学员身入其境地掌握对大肠息肉病人从术前准备到术后的护理技能和临床沟通技巧。

一、教学目的

(一) 学习目标

1. 主要目标

(1) 通过对病人行结肠息肉摘除术的术前基本情况进行评估,识别结肠镜检查前对病人肠道准备的影响因素,能够采取必要的干预措施;与病人进行良好沟通并建立信任关系(考查医学知识和沟通能力)。

(2) 具有抗血小板聚集药物会引起在结肠息肉摘除过程中诱发出血的概念。术前能确认病人最近一周内有无服用抗血小板聚集药物、阿司匹林等易引发出血的药物(考查医学知识和沟通能力)。

(3) 通过向病人宣教结肠镜检查前一天的肠道准备工作,正确掌握肠道准备用药方法、用药过程中的观察内容及用药过程中意外情况的处理(考查医学知识和沟通能力)。

(4) 通过对病人进行结肠息肉摘除术后的宣教,掌握结肠息肉,特别是结肠大息肉(直径≥1 cm)摘除术后的病情观察及饮食、活动、术后随访等方面的注意事项(考查医学知识)。

2. 次要目标 展示护士对病人行结肠息肉摘除术前后的评估、观察、护理、宣教能力(考查人际沟通和职业素养)。

(二) 关键行为核查表

1. **基本问诊能力** 询问病人影响肠道准备的基本情况,涉及年龄、沟通理解能力、身体活动能力、既往治疗经过及结果(特别是心血管疾病、糖尿病、痴呆及便秘史等)、特殊用药(如麻醉用药、抗抑郁药、抗高血压药及联合用药等),以及家族史(考查沟通能力和医学知识)。

2. **具有抗血小板聚集药物会引起在结肠息肉摘除过程中诱发出血的概念** 阿司匹林可致消化道损伤(消化不良、溃疡出血、穿孔),双抗联合应用可引起出血风险增加,进行结肠息肉摘除术前 1 周建议病人先停此类药物(考查医学知识和沟通能力)。

3. **具备鉴别诊断和应急处理能力**

(1) 入院时评估病人的一般基本情况,对于影响肠道准备的因素有初步的判断,能够及时与医生沟通后采取应急处理措施。

(2) 在术前肠道准备期间可采取病人能够理解的表达方式与其沟通,使病人正确配合肠道准备,并对肠道准备过程中的特殊情况(如呕吐、服药后无反应、饮水不耐受等情况)及时采取补救措施。

(3) 能正确落实结肠大息肉(直径≥1 cm)摘除术后的健康宣教、病情观察,对病人进行出院后的健康指导。对于术后并发症能及时发现并采取相应急救措施(考查医学知识和沟通能力)。

二、模拟场景设置

1. **环境** 模拟场景可设置在消化内科普通病房内。

2. **图像资料** 在模拟场景中,当学员对病人进行入院评估时,可显示在屏幕上或提供打印资料。

（1）病人基本情况：基本生命体征、年龄、身高、体重、体重指数、身体活动度（自理能力评估）、既往病史、目前服药情况。

（2）血常规、代谢功能全套（血糖、肝肾功能、电解质）、凝血功能指标：均正常。

（3）既往病史：糖尿病、手术史、有无便秘等。

（4）目前服药情况：有无特殊用药，如麻醉用药、抗抑郁药、抗高血压药及联合用药等。

3. 治疗室可用设施　体检必需物品。

4. 干扰项　无。

5. 演员角色

（1）标准化病人（SP）：因结肠息肉住院的男性或者女性病人，意识清醒，能准确表达。

（2）病房护士。

三、案例叙述

（一）模拟情境背景

今天你作为责任护士在消化内科病房，负责一位 65 岁男性或女性结肠息肉病人入院治疗。病人因"发现结肠息肉（直径≥1.2 cm）一周，拟行结肠息肉摘除术"收入院。生命体征：体温 36.8℃，心率 92 次/分，呼吸 16 次/分，血压 105/75 mmHg。作为责任护士，你要向病人做好健康宣教，并帮助其做好术前准备。

既往史：高血压、冠心病史，有便秘。

用药史：氯吡格雷片、阿司匹林、奥美沙坦酯片。

过敏史：无。

家族史：父亲 10 年前因结肠癌病逝。

个人史：无特殊，无违禁药物服用史，无冶游史。

（根据学员的不同层次，可以酌情提供病史资料。考虑到高年级学员应该可以询问出更完整的病史，因此对其预先提供的信息可以少一点。）

（二）初始情境状态

清醒的男性或女性病人。病人入院，护士了解病人的病情并做好入院接待。护士对病人进行入院评估，现病史由 SP 主动提供。

SP 主动提供：护士，因为我父亲十年前因结肠癌过世，我心里害怕，一周前在医院进行了肠镜检查。检查好以后内镜室医生说我肠道有好几个息肉，个别息肉太大了（拿出报告，肠镜报告显示最大的息肉直径为 1.2 cm），让我入院治疗。

SP 被询问后提供：我放过心脏支架，现在在吃硫酸氢氯吡格雷片和阿司匹林。去年 6 月出现胸闷、胸痛，去医院查出来是心绞痛，放了 2 个心脏支架，后来一直吃硫酸氢氯吡格雷片、阿司匹林，吃到现在。但入院前一周医生已经要求我要停止服用阿司匹林了。我有高血压史 6 年了，最高血压不超过 160/100 mmHg，平时吃一片奥美沙坦酯片，血压控制得还好，差不多 125/75 mmHg，心率 70 次/分。既往无手术史及药物过敏史，其他病史无特殊。最近没有明显的腹部不适，胃口还不错，但排便情况不太好，解便困难，基本 3 天排便一次，有时还要喝点乳果糖口服溶液才能解决便秘问题。

学员护士根据病人的一般情况落实相关护理措施和术前宣教。

（三）情境进一步变化

（1）结肠息肉摘除术前一天晚上，护士对病人进行宣教，病人需要做好肠道准备。在服药过程中，病人饮水不耐受，因不能忍受复方聚乙二醇电解质散的金属味而出现了呕吐。

（2）对于病人肠道准备过程中出现的意外情况，学员能第一时间与病人和医生进行沟通，并采取相应措施。

（3）护士根据病人的末次大便情况判断病人肠道准备情况，对于肠道准备差或较差的病人，及时与医生和病人沟通，采取补救措施。

（4）病人在结肠息肉摘除术后，安全返回病房：①护士能及时安置病人，遵医嘱予静脉输液并落实饮食、休息、活动、健康随访等健康宣教；②护士能及时发现病人的病情变化，及时做出判断并配合医生落实抢救措施。

（四）沟通技巧

注意与病人的沟通技巧，确保沟通的有效性，及时了解病人的肠道准备情况及病情变化。

四、导师笔记

1. 影响肠道准备质量

（1）年龄＞60 岁的人群的肠道准备质量低于年龄≤60 岁的人群。

（2）男性的肠道准备质量低于女性。

（3）体重指数（body mass index，BMI）≥30 kg/m² 的人群的肠道准备质量低于 BMI＜30 kg/m² 的人群。

（4）有慢性便秘人群的肠道准备质量低于无慢性便秘人群。

（5）末次排便为非清水样便人群的肠道准备质量低于末次排便为清水样便人群。

（6）合并糖尿病人群的肠道准备质量低于未合并糖尿病人群。

（7）有阑尾切除史者肠道准备质量较差。

（8）有特殊用药（如麻醉用药、抗抑郁药、抗高血压药及联合用药等）史者肠道准备质量较差。

2. 肠道检查前饮食指导

（1）临床上对饮食限制的时间普遍为 24 小时，但同样也有部分医院以及内镜医生会嘱托病人在检查前 3 天开始自备低渣饮食。目前欧洲肠道准备指南未对饮食限制的时机做具体的推荐，而国内指南则推荐饮食限制一般不超过 24 小时，目前我院术前 24 小时前给予病人麦孚畅清（特殊医学用途全营养配方粉）口服代替低渣饮食。

（2）具有抗血小板聚集药物会引起在结肠息肉摘除过程中诱发出血的概念：阿司匹林可致消化道损伤（消化不良、溃疡出血、穿孔），双抗联合应用可引起出血风险增加，进行结肠息肉摘除术前 1 周建议病人先停此类药物。确认病人 1 周内有无服用抗血小板聚集药物、阿司匹林等易引发出血的药物。

（3）掌握正确的肠道准备方法，能及时发现和处理在肠道准备过程中发生的意外情况，结合病人的实际情况提出改善性意见。能正确判断病人的肠道准备是否合格。肠道准备过程中最常见的意外事件有：恶心、呕吐、活动无耐力、饮水不耐受等。对于病人的建议:①根据病人的呕吐情况,必要时遵医嘱予补服用复方聚乙二醇电解质散;②对于不能接受复方聚乙二醇电解质散口味的病人,建议用脉动冲服复方聚乙二醇电解质散,减轻其金属味,改善其口感;③对于饮水不耐受的病人,结合病人的实际情况,推荐采用分离计量法;④建议病人加强活动,改善饮水不耐受情况;⑤老年病人服药后活动度不够,建议加强腹部按摩。

3. 结肠大息肉摘除术后

(1) 能及时正确执行医嘱,落实对患者的解释工作。当病人结肠息肉直径≥1 cm 时,术后遵医嘱告知病人禁食 24 小时,并静脉给予止血药物、营养支持治疗。24 小时后如病人无不适症状即可进食,从流质、半流质逐步过渡到正常饮食。

(2) 术后病人可正常下床适量活动,但应避免剧烈运动及上下蹦跳动作,避免钛夹(有钛夹者)脱落及防止肠蠕动过多而引发肠穿孔和出血。

(3) 做好对病人的病情观察,听取病人有无腹痛等不适主诉,观察病人的神志、面色、生命体征,及时发现结肠息肉摘除后的常见并发症(如肠穿孔出血)并能正确处置,配合医生进行抢救。

(4) 能向病人正确落实结肠大息肉摘除术后的相关宣教,涉及饮食、休息、活动、消化道出血的观察和处理。

(5) 门诊随访:建议结肠息肉病人每年进行结肠镜检查,如无息肉再生,可延长到每 2 年复查一次。

五、复盘方案

建议预留大约 30 分钟用于复盘,可围绕以下问题进行复盘。

(1) 注意核对病人的基本信息:基本生命体征、年龄、身高、体重、BMI、既往病史(糖尿病、手术史、有无便秘等)、目前服药情况(有无特殊用药,如麻醉用药、抗抑郁药、抗高血压药及联合用药等)。

(2) 正确评估病人身体活动度(自理能力评估)。

(3) 向病人解释肠道准备的重要性,向其讲解术前肠道准备中可能发生的不良反应及术后可能出现的并发症,并注意沟通技巧。

（4）与各科室协作，注意构建良好关系。

六、选读文献

中华医学会消化内镜学分会结直肠学组.结肠镜检查肠道准备专家共识意见[J].中华消化内镜杂志,2023,40(6):421-430.

17 下肢静脉血栓——及时发现此路不通

静脉血栓栓塞症(venous thromboembolism，VTE)是由于静脉内血栓形成，从而引起静脉阻塞性回流障碍及一系列相关病理生理改变的潜在致死性疾病，包括深静脉血栓形成(deep venous thrombosis，DVT)和肺血栓栓塞症(pulmonary thromboembolism，PTE)。下肢深静脉血栓形成是由于血液在深静脉腔内不正常凝集，导致静脉回流障碍，出现下肢肿胀、皮温高、疼痛和功能障碍。本课程旨在通过模拟在病房的 DVT 病人的围术期护理过程，从而让学员身入其境地掌握对 DVT 病人的围术期护理和临床沟通技巧。

一、教学目的

(一) 学习目标

1. 主要目标

(1) 通过对病人的护理评估，正确识别下肢深静脉血栓的症状和体征，同时与病人进行良好沟通并建立信任关系(能正确运用护理评估知识进行实践)。

(2) 结合病人病情列举下肢深静脉血栓病人的介入治疗方法(考查医学知识)。

(3) 通过对病人的既往史进行分析来知晓介入治疗的适应证和禁忌证。

(4) 通过对病人的围术期护理掌握病情观察要点。

2. 次要目标

（1）展示在介入科护理团队中有效的综合护理能力（培养职业素养，展现优质护理服务）。

（2）展示在突发情况中敏锐的观察力和应急处置能力（掌握面对临床突发情况时解决问题的实践技能）。

（二）关键行为核查表

1. 基本问诊能力　①信息核对：核对病人的床号、姓名、年龄、性别等基本信息。②询问病史：是否有长期卧床、手术、外伤、肿瘤等静脉血栓的高危因素。③询问症状并评估体征：了解是否有下肢肿胀、疼痛、皮肤温度升高、患肢腿围测量不等、皮肤颜色改变等症状或体征，以及症状的持续时间。

2. 掌握重要针对性查体　注意描述阳性体征：下肢皮肤温度升高，压痛明显，浅静脉扩张，小腿肌群轻度压痛，Homans 征及 Neuhof 征阳性等。

3. 查看病人病情及风险　评估病人的一般情况，包括心肺功能、肝肾功能等。注意病人是否有凝血功能异常、感染等并发症。

4. 复核相关检查结果　核对血常规、凝血功能、下肢静脉超声等检查结果，确认下肢静脉血栓的诊断。

5. 评估静脉血栓风险及分级　根据病人的病史、症状和体征，评估静脉血栓的风险及分级，正确使用《住院病人 VTE 预防与风险评估表》（外科住院病人，推荐采用 Caprini 量表；内科住院病人，推荐采用 Padua 量表）。如是否属于急性期、是否有脱落风险等。

6. 向病人及家属解释病情及治疗方案　详细为病人讲解下腔静脉滤器（inferior vena cava filter, IVCF）置入的目的、滤器保护的原理、并发症及其处理方法，做好体位与活动指导、DVT 患肢护理、术后病情观察等，让病人及家属了解病情的严重性和治疗的必要性。

7. 告知治疗注意事项及风险　向病人及家属说明溶栓治疗期间应注意观察病人穿刺处、皮肤、黏膜、消化道、泌尿系统、神经系统等有无出血及全身出血现象。早期多为穿刺部位瘀斑、血肿等，最严重时为颅内出血，表现为头痛、呕吐、意识障碍、视物模糊等。动态观察并记录患肢的皮温、颜色、感觉变化及肿胀程度等。规范测量肢体周径并记录溶栓治疗前、后肢体周径差。

8. 病情变化及处理的及时沟通　在病人治疗过程中,如出现病情变化(如肿胀加重、疼痛加剧等),应及时与病人及家属沟通,调整治疗方案,并解释原因。

9. 教育病人及家属预防静脉血栓　向病人及家属提供预防静脉血栓的建议,如保持适当的活动、避免长时间卧床、合理饮食等。同时,提醒病人及家属关注病情变化,定期随访复查。

10. 学习如何告知病人及家属良好的预后　对于术后效果良好的病人,及时告知病人及家属预后情况,鼓励他们保持积极心态,继续配合治疗。同时,提醒病人注意预防静脉血栓的复发。

二、模拟场景设置

1. 环境　模拟场景可设置在介入科病房。

2. 图像资料　在模拟场景中,当学员询问以下关于下肢静脉血栓的检查结果时,可显示在屏幕上或提供打印资料。

(1)基本生命体征:指末梢血氧饱和度 96%(未吸氧),体温 36.8 ℃,心率 85 次/分,呼吸 16 次/分,血压 130/80 mmHg。

(2)血液学检查。①血常规:白细胞计数 $7.0×10^9$/L,中性粒细胞占比 62%,血红蛋白 120 g/L,血小板计数 $200×10^9$/L。②凝血功能:凝血酶原时间和活化部分凝血活酶时间均正常。③D-二聚体水平升高,提示凝血系统激活。

(3)下肢静脉超声检查图像:显示静脉管腔内的不规则回声,提示血栓形成;可见血流受阻,部分区域无血流信号;部分病例可见侧支循环形成。

(4)下肢肿胀情况图片:每日测量患肢周径,计算并对比观察周径差的变化。

(5)下肢静脉造影(如已进行):显示静脉血栓的确切位置、范围和程度,有助于评估血栓的稳定性和脱落风险。

(6)其他相关影像学检查(如怀疑肺栓塞):胸部 X 线或 CT 检查可能显示区域性肺血管减少,有时可见区域性肺不张,有时可见到尖端指向肺门的杵状阴影。

3. 治疗室可用设施　①心电监护仪；②尿激酶泵。

4. 干扰项　无。

5. 演员角色

标准化病人(SP)：可为男性或者女性住院病人。病人看上去左下肢肿胀疼痛，可见局部瘀斑，无明显破溃及出血。

三、案例叙述

(一) 模拟情境背景

一位男性(女性)因下肢红肿痛收住介入科病房，你是他(她)的责任护士。完善相关检查后明日数字减影血管造影下行左下肢静脉造影＋下腔静脉滤器(IVCF)置入术＋血栓清除术。

主诉：下肢肿胀，疼痛难忍。

手术史：右下肢骨折术后1个月。

生命体征：体温36.8 ℃，心率85次/分，呼吸16次/分，血压130/80 mmHg。

评分：跌倒0分、压疮17分、自理50分、疼痛3分、营养0分、导管0分，患肢腿围(大腿/小腿)60 cm/42 cm。

(根据学员的不同层次，可以酌情提供病史资料。考虑到高年级学员应该可以询问出更完整的病史，因此对其预先提供的信息可以少一点。)

(学员通过对病人的护理评估，正确识别下肢深静脉血栓的症状和体征，判断为"急性期DVT"，掌握介入治疗的适应证。)

(二) 初始(术前护理)

SP："护士，我的左腿又红又肿，好痛啊，有什么办法可以缓解吗？医生和我说明天要做下腔静脉滤器置入术，放滤器有什么用啊？不能直接把血栓清除掉吗？"

1. 心理护理　给予病人详细的健康教育，为病人讲解IVCF置入的目的、滤器保护的原理、手术过程、并发症及其处理方法等。

2. 生活指导　进食低盐、低脂、清淡易消化、高维生素、富含纤维素的食物;保持大便通畅,避免用力排便、剧烈咳嗽等可能引起静脉压升高的因素。手术在局部麻醉下进行,因此术前不必强调禁食。

3. 体位与 DVT 患肢护理

(1) 卧床休息:患肢抬高 20°～30°或使用下肢静脉疾病专用抬腿垫,可有效促进下肢静脉血液回流,减轻患肢肿胀和疼痛程度。

(2) 避免膝下腘窝处垫枕,以免阻滞深静脉回流。

(3) 保持患肢处于功能位,避免因患肢受压或长时间弯曲而引起静脉回流不畅。

(4) 严禁挤压、按摩患肢,防止血栓脱落造成肺栓塞。

(5) 患肢观察:包括肢体皮肤温度、颜色、感觉、运动、肿胀情况、疼痛程度、末梢循环等。

(6) 湿敷的临床应用:给予下肢肿胀病人 50％的硫酸镁溶液湿敷患肢,通过局部渗透作用迅速吸收组织间液,改善血液循环,促进肢体消肿。

(三) 情景变化(术后护理)

SP 术后于 15:00 返回病房。

1. 体位与活动

(1) 术后取平卧位,患肢抬高,高于心脏 20～30 cm。

(2) IVCF 置入术后行经导管接触性溶栓(catheter-directed thrombolysis, CDT)治疗的病人,在深静脉内置管期间须卧床休息。

(3) 经股静脉穿刺 IVCF 置入者术后 6 小时内绝对卧床,术肢伸直、制动,患肢可左右平移、轻微旋转,进行踝泵运动;术后 6～24 小时卧床期间,病人可床上活动,双下肢可以自由屈伸活动,如直腿抬高、蹬腿运动;24 小时后在病情允许的情况下,鼓励病人尽早穿着梯度压力袜下床行走和进行康复活动,以感到不疲劳为度。

2. 病情观察

(1) 生命体征观察:包括病人的意识、呼吸、脉搏、血压、血氧饱和度情况。必要时,遵医嘱行心电监护。若病人出现晕厥、呼吸困难、胸闷等症状,应警惕肺血栓栓塞症。

（2）穿刺部位观察：术后保持穿刺部位敷料干燥、清洁，观察局部有无渗血和血肿，对有出血倾向的病人需要用 0.5～1 kg 的沙袋压迫 4～6 小时。对于已发生穿刺部位出血者，压迫时间视出血控制情况而定。

（3）患肢与术侧肢体的观察：对患肢的观察同术前。对于经下肢穿刺的病人，应同时观察术侧肢体的皮肤温度、颜色、感觉、运动、足背动脉搏动情况。

3. 溶栓期间护理

（1）尿激酶等溶栓药物应现配现用。

（2）根据医嘱使用输液泵输注溶栓药物，正确设置输液速度和总量，在输注溶栓药物的过程中，要注意观察输注速度及输注量的变化，保证溶栓药物按时、按量、准确输入。在溶栓治疗期间，注意观察病人穿刺处、皮肤、黏膜、消化道、泌尿系统、神经系统等有无出血及全身出血现象。早期多为穿刺部位瘀斑、血肿等，最严重时为颅内出血，表现为头痛、呕吐、意识障碍、视物模糊等。

（3）正确留取血、尿标本，定时监测凝血功能。

（4）在溶栓期间动态观察患肢的皮肤温度、颜色、感觉变化及肿胀程度等，并记录。

（5）规范测量肢体周径，并记录溶栓前后的肢体周径差。

（四）沟通技巧

SP：“护士，我现在手术完了，还要在床上躺多久才可以下来走呢？这个局部麻醉手术为什么还要用心电监护呢？这个推泵是干什么的？为什么每天都要给我量腿围呢？”

护士：向病人及家属提供术后相关知识宣教，指导病人保持适当的床上活动，提醒病人及家属关注病情变化、定时测量腿围。嘱病人术后保持良好的生活作息和饮食习惯，遵医嘱按时服药，定期复诊，熟悉口服抗凝药物的不良反应，坚持自查。IVCF 置入体内期间避免负重劳动和一切引起腹内压增高的因素，如剧烈咳嗽、过度弯腰、用力排便、剧烈运动等。强调并发症的预防及处理。

1. 滤器倾斜的预防及处理　术后影像学检查有利于早期发现滤器倾

斜,护士应告知病人其重要性,使病人积极配合检查。关注病人术后症状、体征,注意有无发生呼吸困难、胸闷、咯血等肺血栓栓塞症征象,协助医生早鉴别、早处理。

2. 滤器移位的预防及处理 护士应关注术中测量的下腔静脉直径,以及 IVCF 的型号、释放位置、张开情况等滤器移位的关键影响因素,密切观察病人的症状和体征。

3. 下腔静脉穿孔的预防及处理 IVCF 置入期间,护士需要观察病人有无不明原因的腹痛或因十二指肠穿孔、主动脉瘤、梗阻性肾病、腹膜后血肿等引起的症状和体征,如造成腹膜后大量出血或断裂滤器支撑脚穿透腹主动脉、肠壁时,须配合医生抢救并做好急诊手术准备。

4. 下腔静脉阻塞的预防及处理 护士须关注病人是否存在以下情况,如患肢肿胀突然加重、对侧肢体肿胀、不明原因腹痛不适等。

四、导师笔记

1. 下肢深静脉血栓的诊断

(1) 辅助检查:包括心电图,下肢静脉超声检查,下肢静脉、下腔静脉和肺动脉一体化 CT 血管成像(computed tomography angiography, CTA),顺行性静脉数字减影血管造影(digital subtraction angiography, DSA)等,便于了解下肢 DVT 和(或)肺血栓栓塞症的病变范围、性质和程度,以及病人心功能储备等情况。

(2) 实验室检查。①常规检查:包括血常规、凝血功能检测;血清肝功能、肾功能、电解质、心肌酶、肌钙蛋白、N 末端 B 型钠尿肽前体(NT-proBNP)检测,血浆 NT-proBNP 增高水平与急性肺栓塞预后有显著相关性,能够作为预后的预测因子。②求因相关检查:抗凝蛋白、抗磷脂综合征相关检测,易栓症相关基因检测及特异性癌症筛查。

2. 抗凝治疗的注意点 在抗凝溶栓期间,要密切观察病人的常见出血部位(穿刺点、鼻腔、牙龈、皮肤黏膜等),并教会病人如何观察,指导病人不要食用可能引起黑便的食物(如肉类、血制品、动物肝脏、绿叶蔬菜等);教会病人提高自我防护意识,如刷牙时动作要轻柔,避免抠鼻,防止跌倒等,以避免出血情况的发生。溶栓后病人不宜过早下床活动,患肢不能过冷、过热,以避免部分溶解的血栓脱落导致肺栓塞。要特别注意有无头痛、呕吐、意识障碍、肢体瘫痪、麻木等颅内出血迹象,一旦出现头痛、呕吐、血压突然升高或意识障碍,应立即通知医生及时处理。

3. IVCF 置入术的必要性 IVCF 通过拦截肢体静脉脱落的血栓,阻止其进入肺循环,达到预防肺血栓栓塞症发生的目的。IVCF 的应用使 DVT 血栓脱落造成肺动脉栓塞的发生率由 60%～70%下降至 0.19%～5%。为了预防和减少溶栓治疗期间发生肺动脉栓塞,排除禁忌证后可行 IVCF 置入术。

五、复盘方案

建议课程总时长为 50 分钟左右,预留 30 分钟用于复盘。在复盘过程中,推荐使用多媒体影像工具帮助复盘,将学员在场景中的表现进行摄像,在复盘开始时再播放,有助于回想和分析学员的表现。可围绕以下问题进行复盘。

(1)下肢深静脉血栓的临床表现是什么?

(2)下肢深静脉血栓的介入治疗方法有哪些?病人实际治疗方案的适应证和禁忌证是什么?

(3)抗凝治疗期间的注意事项有哪些?

(4)如何向病人做好术前宣教?

(5)围术期如何做好病情观察及并发症的预防与处理?

六、选读文献

中国静脉介入联盟,中国医师协会介入医师分会外周血管介入专业委员会,国际血管联盟中国分部护理专业委员会.下腔静脉滤器置入术及取出术护理规范专家共识[J].中华现代护理杂志,2021,27(35):4761-4769.